熊本地震で被災者を救った酵素玄米食のチカラ

看護師・療術師 高浜はま子 & 酵素医療取材班

最強の 薬に頼らず病気に克つ 食事術

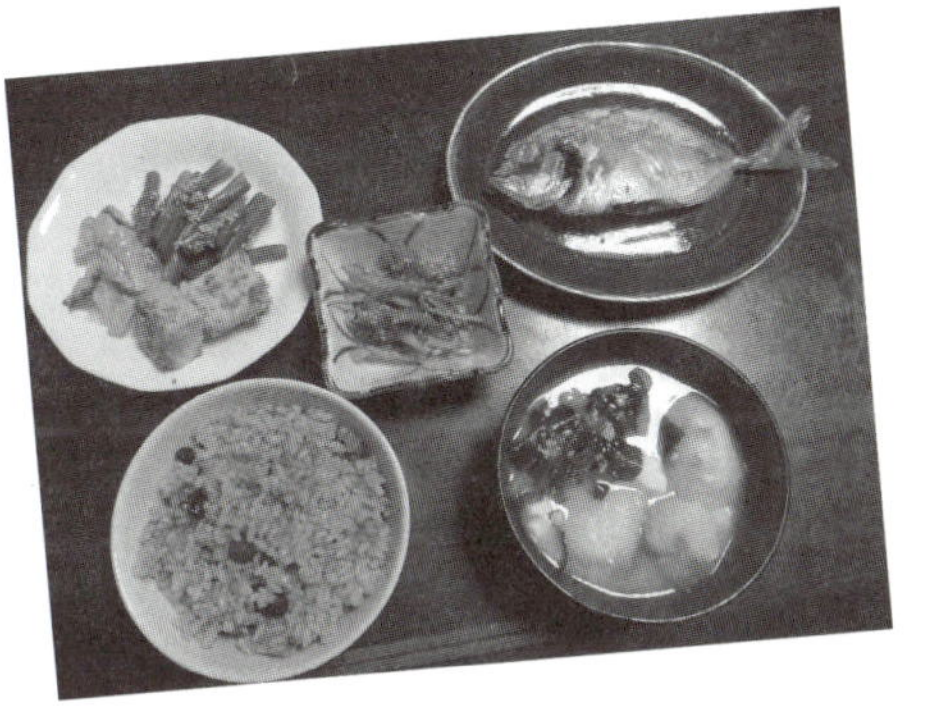

コスモ21

カバーデザイン◆中村　聡
本文イラスト◆高浜光貴
企画・写真・編集協力◆医療ジャーナリスト　上部一馬

薬に頼らず病気に克つ最強の食事術……もくじ

1章 熊本地震で被災者を救った食のチカラ

2章　〝酵素玄米魚菜食〟は健康づくりの王道食

(四)ガン、難病も克服

3章　伝統食の復権で医療費は減らせる

4章　病気に克つ食事術を実践するコツ

プロローグ　酵素玄米と魚菜食で病気を克服

●日本の伝統食に酵素玄米を組み合わせる！

今、私は現代医療から見放された患者さんに「酵素玄米魚菜食」を中心とした食事療法に、いくつかの代替療法を組み合わせて指導し、3カ月から半年で治癒に導いています。

そのなかには**末期ガンもあれば、糖尿病や心臓病、高血圧、膠原病、アトピー性皮膚炎や喘息はじめ、線維筋痛症、S字側湾症、脊椎間ヘルニア、脊椎間狭窄症、逆子など、現代医学ではほとんど治せない難治性疾患**まで含まれています。

酵素玄米魚菜食とは、酵素玄米に魚介類と、野菜、果物、いも類、豆類などの植物性食品を組み合わせた食事のことです。一汁三菜という日本の伝統食に酵素玄米を組み合わせた食事といったほうがわかりやすいかもしれません。

もちろんベースとなっているのは酵素玄米ですが、これは、玄米に小豆・黒豆を10％ほど、天日塩を小さじ半分ほど混ぜ、炊き上げて3日寝かせたご飯のことです。

カラーページ（21頁）に酵素玄米魚菜食の写真があります。ご覧になると、私たち日本人がごく普通に食べてきた主食のご飯が酵素玄米になっていて、それと一汁三菜の組み合わせになっていることがわかっていただけると思います。

酵素玄米は、専用の玄米炊き釜を使って炊いてもいいですし、ふつうの炊飯ジャーでも炊くことができます。

玄米ご飯を食べられた方もいらっしゃるかもしれませんが、この酵素玄米は、あの硬くてモサモサした感じはなく、発酵しているので〝モチモチ感〟があって、とても柔らかいのです。しかも、いわゆる玄米ご飯のように何十回も噛む必要はありません。

この酵素玄米に魚菜食を加えたメニューを続けるだけで、腸が整い、解毒排泄作用が円滑化し、自然治癒力が高まることでさまざまな症状が改善するのです。

玄米菜食という食べ方もありますが、魚を加えることで、生活習慣病の主な原因となっている血中の中性脂肪や悪玉コレステロールを抑制することができます。

さらに魚に含まれるオメガ－3系脂肪酸は血栓を溶かし、血液をサラサラにする改善効果もあります。含まれているＤＨＡやＥＰＡは老化による脳の機能低下を大幅に遅らせる働きをします。

その結果、アルツハイマー病や認知症の予防も可能なのです。

●20年間、痛みに耐える生活

もともと看護師として西洋医学の世界にいた私が、食事療法の大切さに気づくきっかけとなったのは、30数年ほど前、まだ27歳だったときに遡ります。ちょうど赤十字病院を退職し、看護教員になろうと準備していた矢先、玉突き事故で何台もの車に追突され、大事故に巻き込まれてしまったのです。

全身の痛みが酷く、1週間たっても首が曲がらず、前屈もできない状態になってしまいました。整形外科では〝異常なし〟との診断でしたが、この時の後遺症で骨格の歪み、ムチウチ症、骨盤不安定症候群、線維筋痛症などを併発し、いつも続く全身の痛みによる睡眠障害は20年も続いたのです。

このような状態は誰にも理解されませんでした。いつも毎日朝3時半ごろ起きてすることは、「神様、どうか私を助けてください。私を立たせてください」と必死に祈ることだけでした。洗面所に行って顔を洗うにも、首が回らないのです。体が動かない日は、床を這って移動するしかありません。

あまりの痛みに「もう耐えられません。私から痛みを取り除いてください。どうして、こんな試練を与えるのですか？」と神様に質問したこともありました。

すると不思議なことに、【あなたには、他の人には耐えられない痛みを与えた。それを乗り越えれば、すべての痛みがわかるようそうした】という声が聴こえたのです。

“誰も治せないなら自分で治すしかない”

名医と聞けば整形外科や鍼灸・整体院など全国どこへでも主人に連れて行って貰って治療を受けましたが、全然良くなる気配はありませんでした。

それで、「現代医療では誰も治せないのなら、もはや自分で治すしかない」と決心し、36歳になって福岡にあるカイロプラクティック学院に通いました。もちろん、体は動かないので、妹に車で乗せてもらって通ったのです。聴講は月に一度でしたが、これを3年間続けて、自分を実験台に骨格調整を学んだのです。

そのほかに、筋調整法や操体法、各種温熱療法なども学びました。

栄養補助食品も良いといわれたものは何でも購入し、20年間で1000万円以上は使ったと思います。この体験で、どんな栄養が自分の体に効くのか体感しながら学ぶことができました。

こうしたことを積み重ねて、10年後にようやく散歩できるまで回復することができたのです。

50歳ころから、いつも早朝瞑想と呼吸法を行なっていましたが、そのとき「神様、どうか私に気をください。エネルギーを使えるようにしてください」と祈っていたのです。すると、自分の体だけでなく、苦しんでいる人にも気のエネルギーを使えるようになったのです。

酵素玄米魚菜食3カ月で、ぽっこりお腹が消え慢性病の数値も正常に！

酵素玄米魚菜食のイメージは、21頁以降のカラーページに紹介していますが、それは前述したように、酵素玄米と日本の伝統食である一汁三菜を組み合わせたものです。一汁三菜はご飯と汁物、おかず三品（主菜一品、副菜二品）という構成が基本形ですが、**ご飯はもちろん酵素玄米です。これに、汁物、おかず、漬け物と4つの要素の構成になっていれば良い**のです。

三食でなくとも、一日一食以上酵素玄米魚菜食にして3カ月以上続ければ、必ず体が変化してきます。

たとえば、糖尿病や高血圧の方なら、1週目、2週目、3週目と続けるうちに数値が正常値に近づいていきます。それとともに腸壁の機能が改善されて、体内に蓄積した不要な老廃物や化学物質が吸着され、排泄されます。

肥満、メタボ系の方は、1カ月、2カ月もすると、お腹周りが減り、減量していることに気がつくでしょう。もしそうした体感がないとしたら、それは食べ過ぎです。腹八分を心がけます。そうして3カ月、半年もしたら、ほとんどの人はかなり体がすっきりしているはずです。

女性に多い便秘は、1週間以内に改善し、肌の張りが良くなり、体が軽快になってくる人がほとんどです。

●看護師の私が気づいた酵素玄米魚菜食の素晴らしさ

私は幼少から、不思議な霊的現象を受けることがよくありました。

とくに今でも鮮明にも脳裏に焼き付いていることがあります。それは4歳のころのことで、白い龍が部屋の天井に現われ、毎夜毎夜シューシューと音をたてて舞っているのです。それから何日かして、天井の上から「人を救いなさい、人を救いなさい」という声が聞こえてきたのです。びっくりして部屋を見ますと誰もいません。

しばらくして今度は、夜な夜な私の寝ている部屋に、鎧兜の格好をしたご先祖さまや笠を被った黒衣のお坊さんなど10人が立っておられます。70センチくらいの高さに浮いた状態で光に包まれているのです。

私を取り巻き何か言われるのですが、全然意味がわからなく、怖くて泣いてしまったこともあります。

じつは、私の先祖は８００年前ころ武士からお坊さんになり、お寺を創業したという話が伝わっています。

両親は、「この子は何か霊障にでもやられているのではないか」と心配していたようです。そのため、霊能者のお坊さんの所に相談に行ったこともありました。

そんな私が看護師になり、20代後半から現代医学では治すことのできない病を患い、日本の伝統食、とりわけ酵素玄米魚菜食の素晴らしさを知ることになりました。その経験を活かし、人を癒やしに導くことが自分の使命、天命であることに気づかされたのです。

難病で悩む1万人以上を指導！

私の療術院に来られる方たちは、総合病院、治療院、鍼灸、整体などにかかってもどうしても治らなかったという場合がほとんどです。これまで難病で悩む1万人以上の方たちが私のところに訪れていますが、私と同じようにヒーリングができるようになった方も少なくありません。

最近では、大病院の先生まで食事療法はもちろん氣功やヒーリングを習いに来られるようになっています。

本書では、誰でも簡単にできる酵素玄米魚菜食の作り方やレシピ、どうして病気知らずの体になるのかをわかりやすく紹介しています。

さらに、酵素玄米魚菜食と組み合わせると相乗効果が期待できる「生体ミネラル溶液」や「野菜果物ジュース」、線維筋痛症に効果的な「手作り万能酵母液」、日本の伝統食である「甘酒」などの作り方についても紹介しています。

●病気に克つ最強の食事術

国民医療費が45兆円を超えた現在、このままでは日本は薬漬け医療で破綻してしまいます。薬はほとんどが石油から化学合成されていますので、長期間飲んだ場合、体にいいわけがありません。

その一方で、65歳以上が3000万人以上という、超高齢化社会が早晩、確実にやってきます。**年金支給開始が70歳以上になるのが既定路線になっている今日、自分の健康は自分で守らないといけない時代が到来**しています。

医療費削減は、日本国民の緊急の課題です。西洋医学、東洋医学、代替療法、そして民

プロローグ　酵素玄米と魚菜食で病気を克服

間医療の垣根を取り払い、その中から〝いいとこ取り〟すれば、素晴らしい医療が生まれます。

大切なことは何より病に苦しんでいる本人が無理なく、苦しむことなく、難病から開放されることでしょう。人は、苦しむために生まれて来たわけではありません。ましてやベッドに伏せ、薬漬けになりながら、生きているのでは何のために生きているのかわからなくなってしまいます。

生きている喜びを感じ、生を享受することが大切です。

もし、万が一、あなたが健康を損なっているのなら、日ごろの食生活を振り返ってみてください。本当に体に合った食事術を身につけること、とりわけ酵素玄米魚菜食を基本にした食事を取り入れることが病気に克つ体をつくることになるのです。

心身健康が一番大切です。誰にでも優しく、明るく生きていきたいものです。本書がそのためにお役に立つことを確信しています。

２０１７年11月

高浜はま子

慢性病に克つ食のチカラ

酵素玄米魚菜食＝酵素玄米＋一汁三菜

「一汁三菜」は、ご飯を健康的で美味しく食べるために工夫された日本の伝統的な食事形式です。ご飯と汁物、おかず三品を組み合わせます。

一汁三菜はさまざまな食材を使うので栄養のバランスがとれています。また、ご飯とおかずを交互に食べることで、タンパク質や脂肪の摂り過ぎを抑えることができます。先人が生んだ智恵といえます。

酵素玄米魚菜食は、一汁三菜のご飯を白米ではなく酵素玄米にした食事です。酵素玄米は簡単に炊けて、とても食べやすいうえ、玄米に含まれるビタミンやミネラルなどの有効成分をそのまま摂取できます。

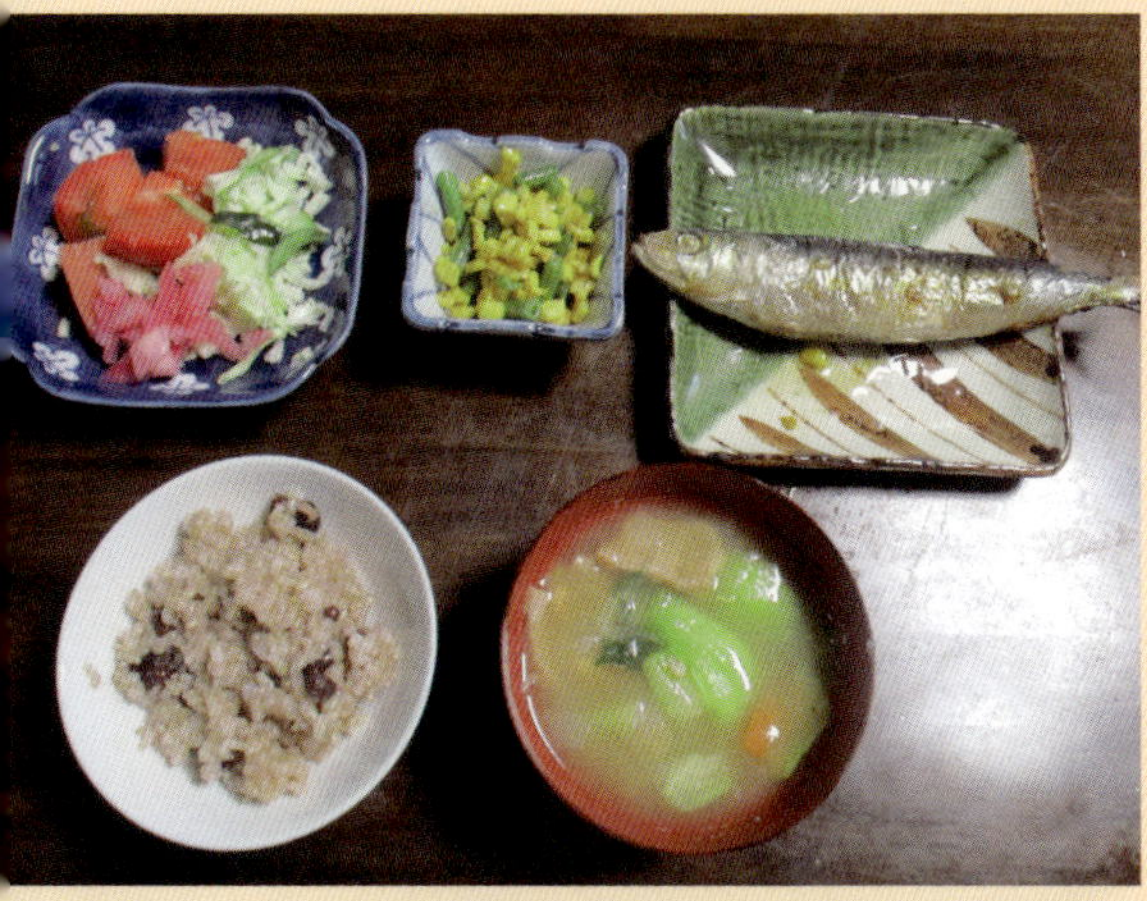

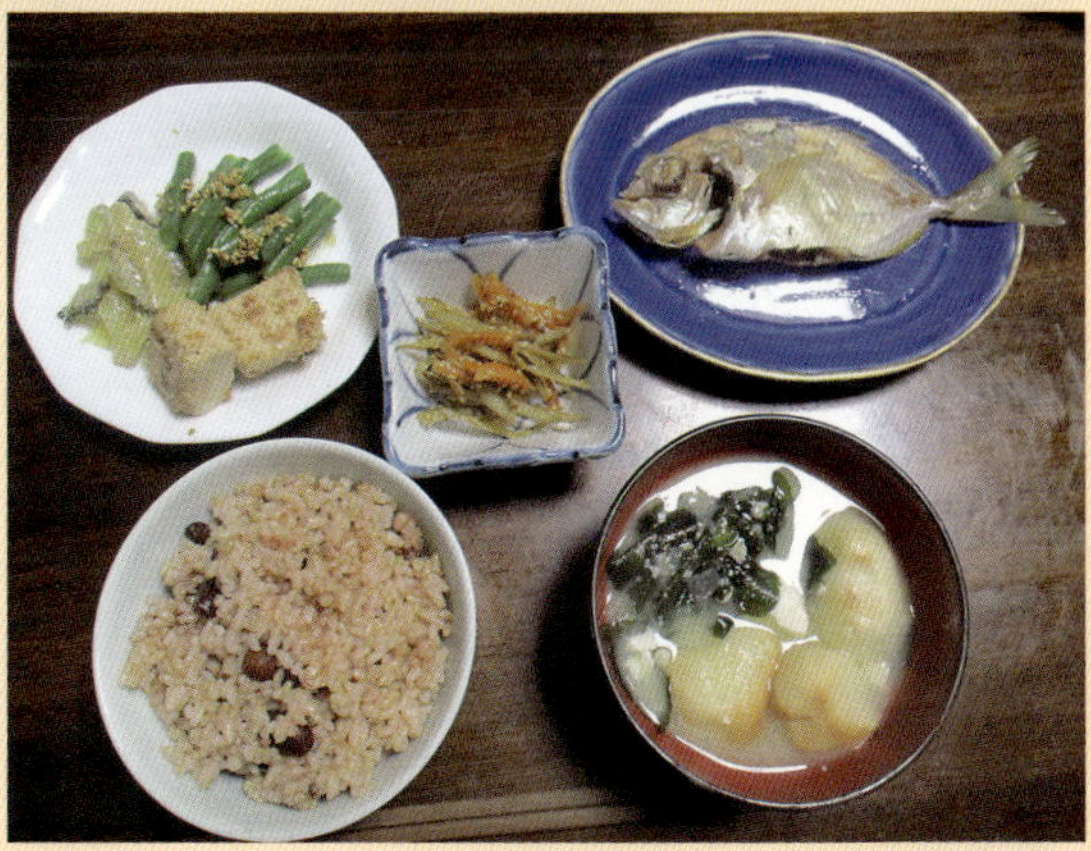

食の基本型

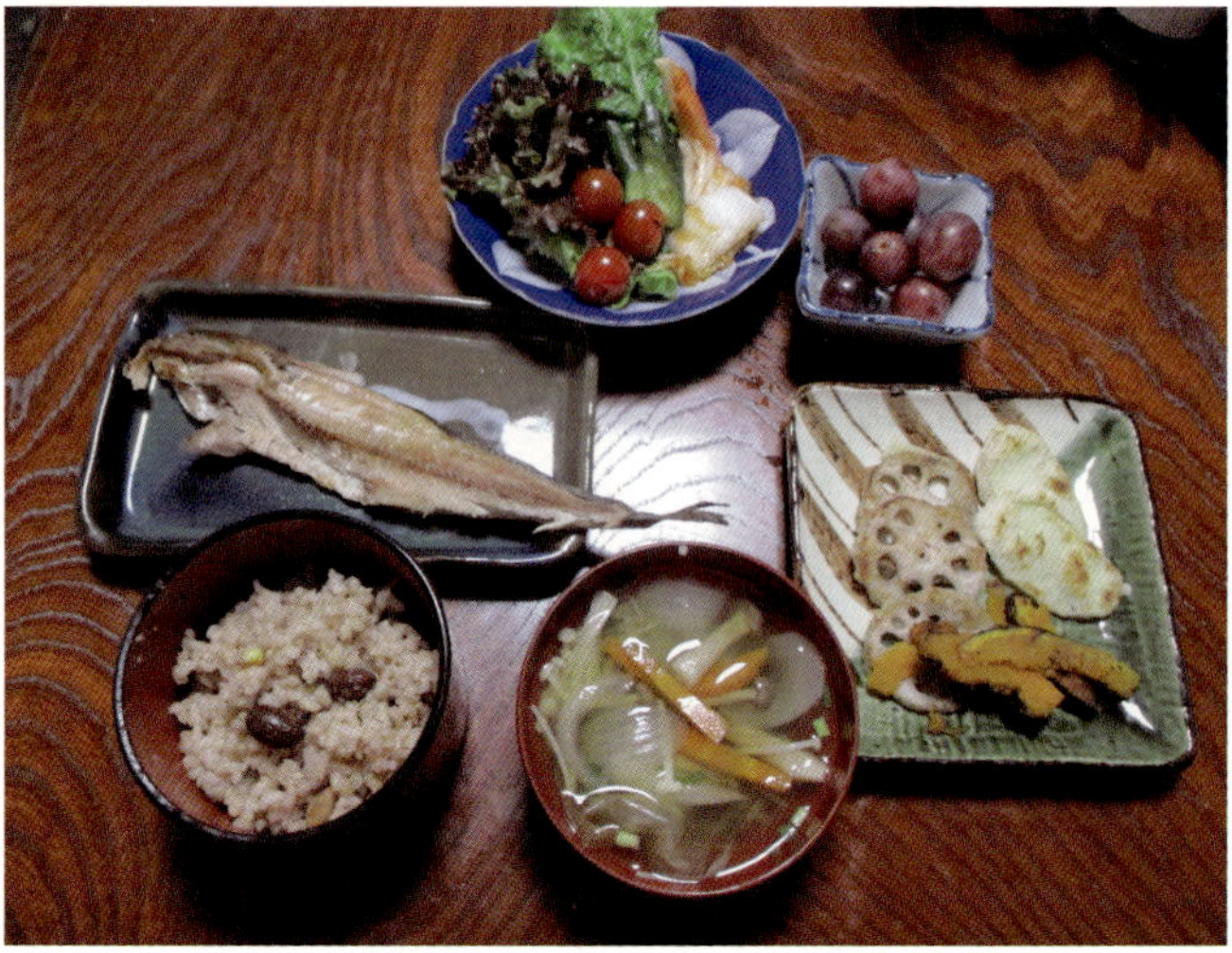

2年間にわたる酵素玄米魚菜食で要介護度Ⅱの認知
症が改善、体力も回復

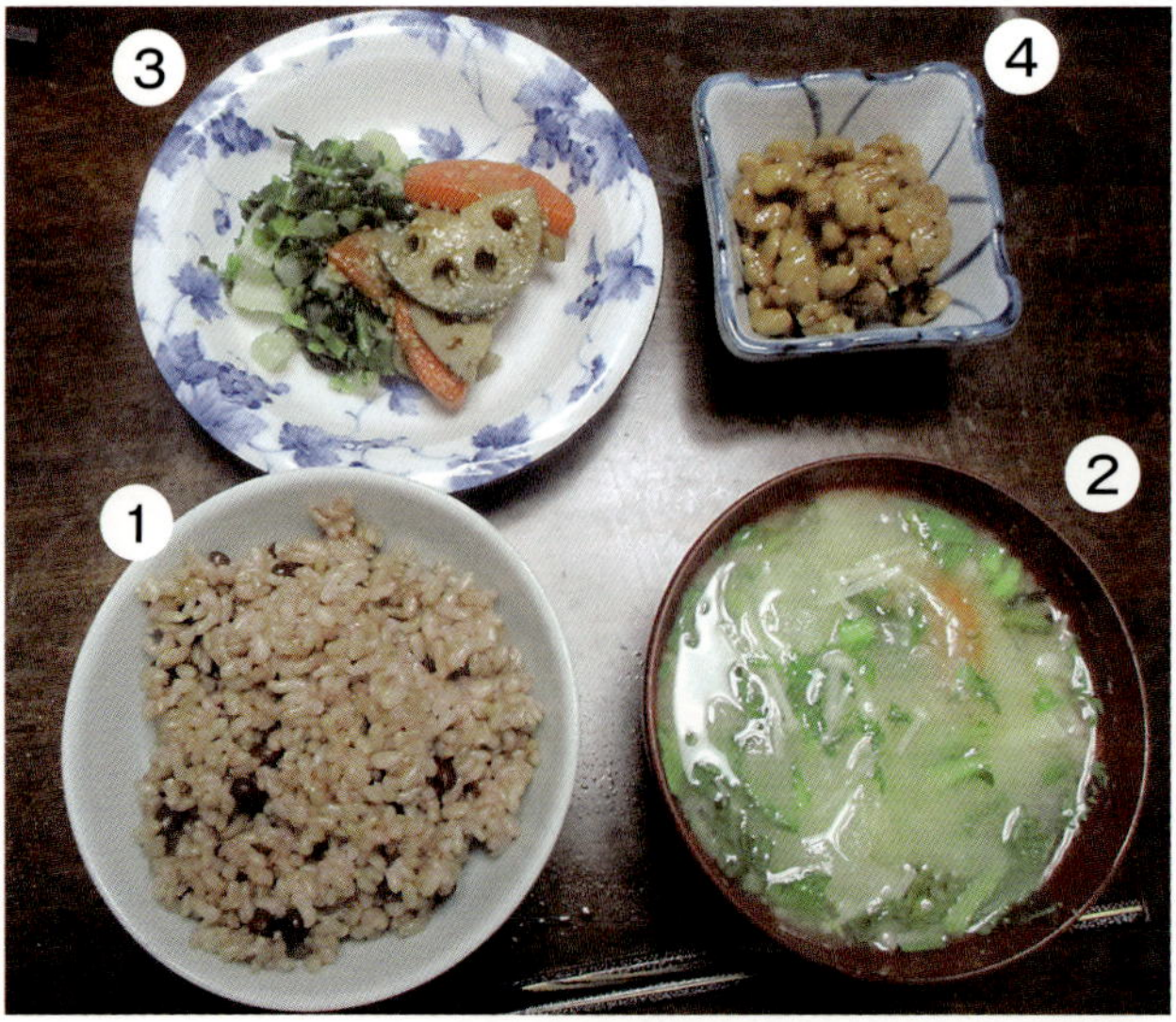

①黒豆・小豆入り酵素玄米
②味噌汁（大根、人参、厚揚げ豆腐、小松菜）
③小松菜ごま油炒め、レンコン、人参のごま油炒め
④納豆（ネギ入り）

酵素玄米魚菜食に具沢山味噌汁、納豆の組み合わせは脳梗塞を予防する

病気を防ぐ体をつくる

●酵素玄米魚菜食の朝食・昼食・夕食

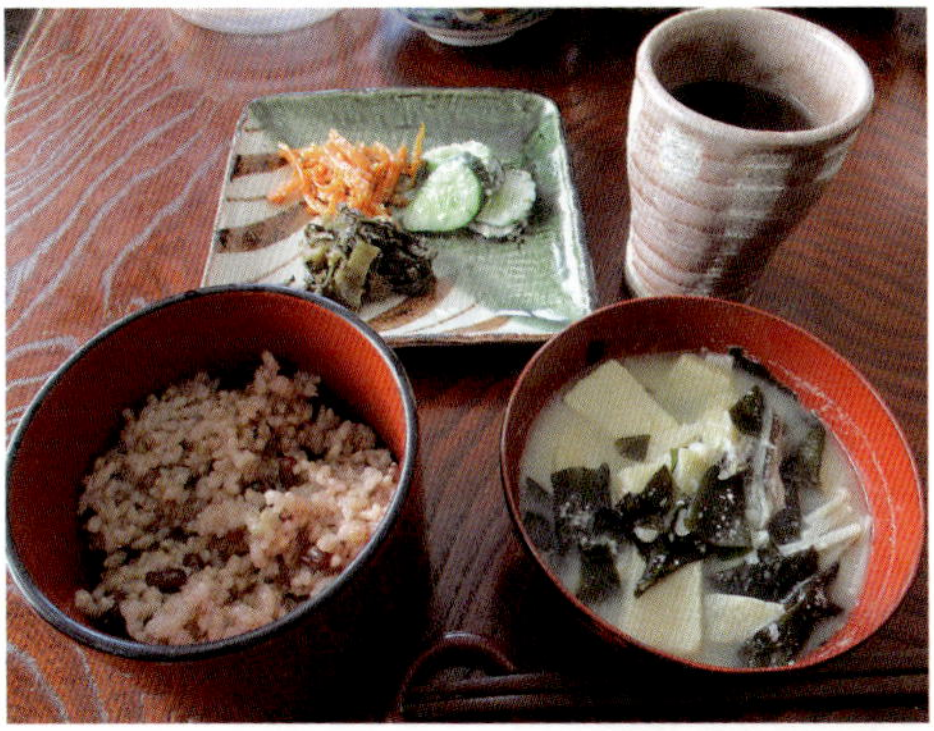

朝食

黒豆小豆入り酵素玄米と具沢山味噌汁（高野豆腐、エノキ茸、ワカメ、イリコ出汁）胡瓜の味噌和え、人参の塩麹和え（砂糖不使用で醤油）と高菜漬け、黒豆入り麦茶。

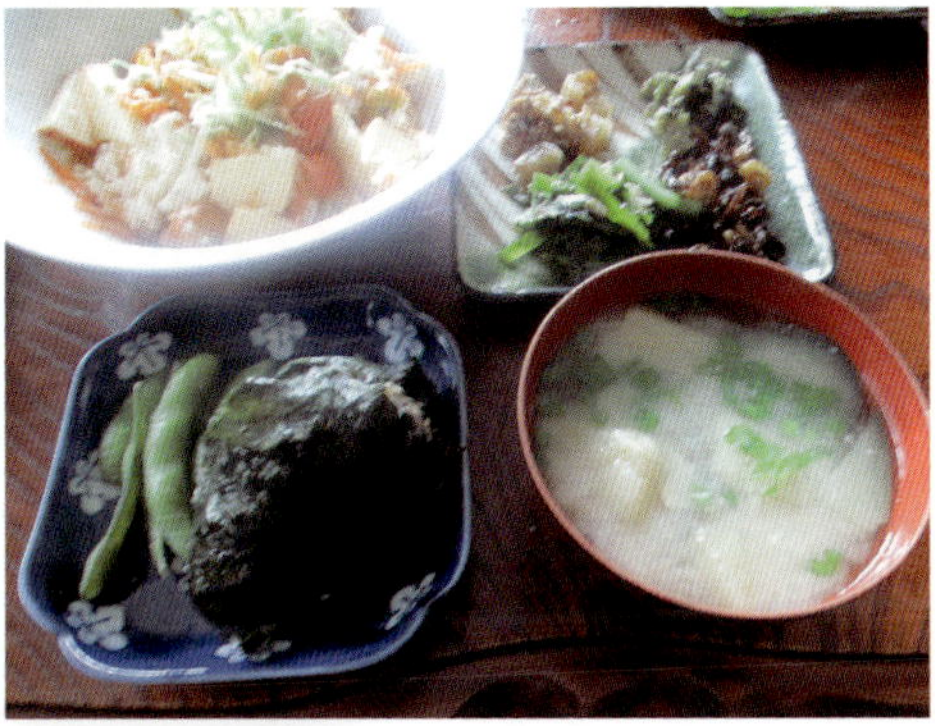

昼食

酵素玄米お握りと枝豆、具沢山味噌汁（高野豆腐、小松菜、揚げ、白味噌使用）、小松菜と揚げ豆腐の胡麻油炒め和え物、キャベツとリンゴ、胡瓜の亜麻仁油サラダ。

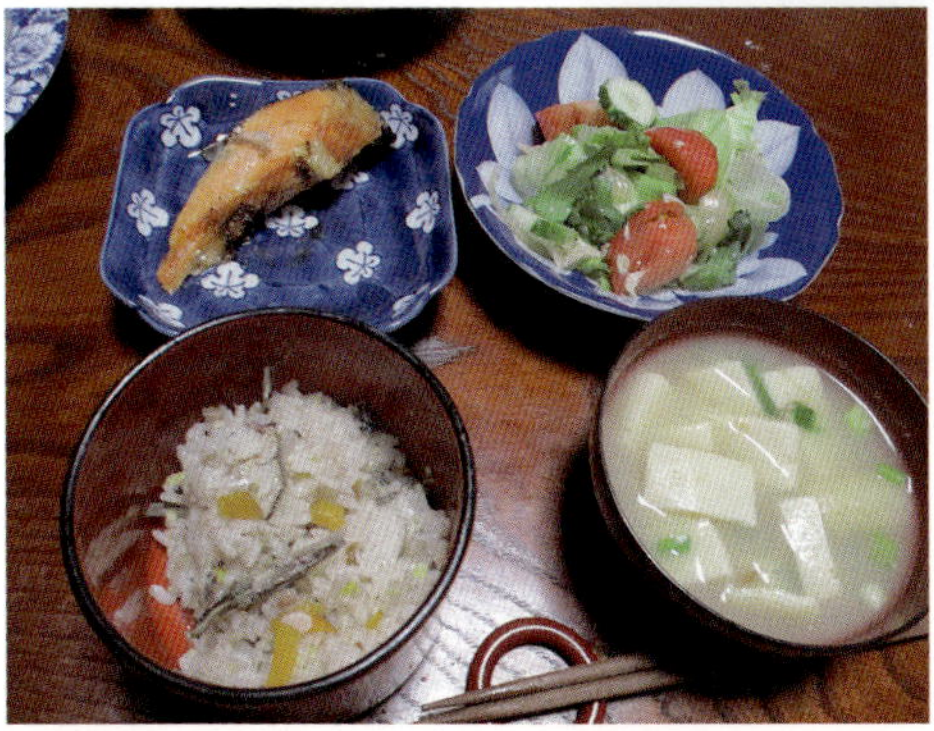

夕食

人参とイリコ入り五分づき米炊き込みご飯、具沢山味噌汁（豆腐、揚げ、葱、白味噌使用）、トマト、レタス、胡瓜の亜麻仁油サラダ、塩鮭。

誰でもできる『酵素玄米』の作り方

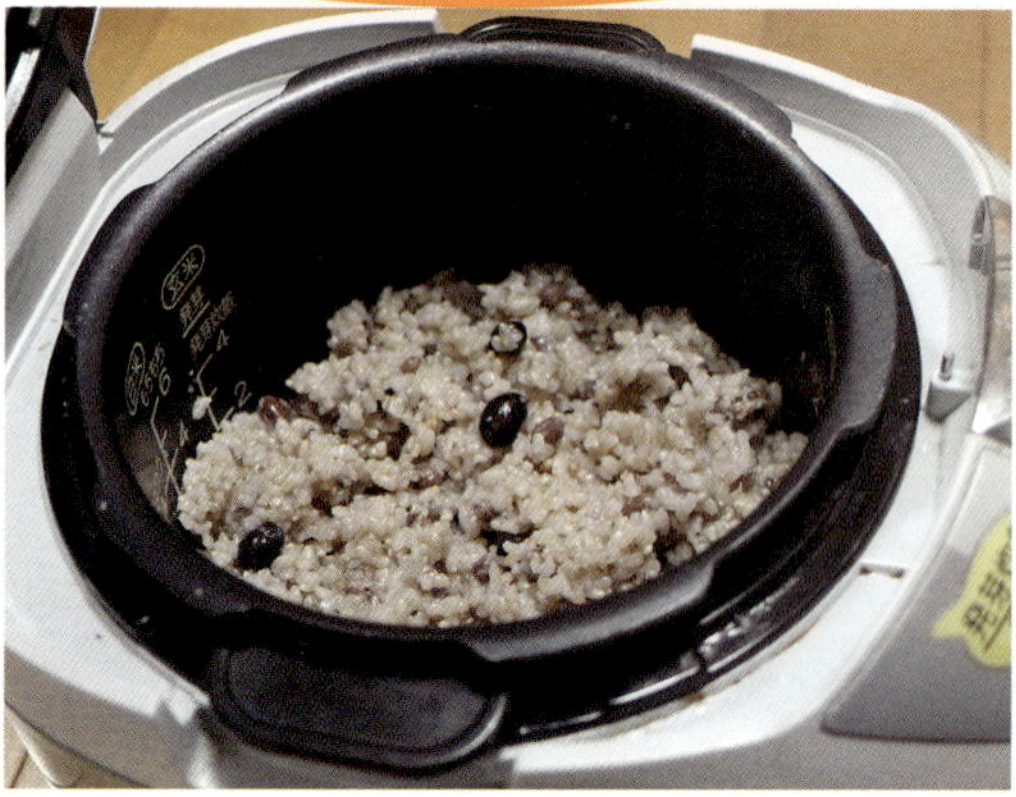

●炊き方のポイント（普通の炊飯器でもＯＫ！）

①玄米（できれば有機産）と黒豆と小豆をボウルに入れ、浮いてきたもみ殻などを流し、水を換えてよくかき混ぜて洗う。
②炊飯器に①を移して水量（白米の炊飯時の1.2倍～1.5倍）を調整し、天日塩（1合に1ｇの割合）で入れて浸水させ、スイッチＯＮ。玄米モードのある炊飯器の場合は、水は「玄米」の水位より若干多めに入れる。水に浸しておく場合は1～6時間ですが、夏は傷まないよう早めに炊くとよいでしょう。
③炊き上がったら必ず、しゃもじで底からかき混ぜ、そのまま保温します。
④1日目は赤飯のような食感で、その後2日目、3日目で発酵が進み、甘味が増しモチモチ感もアップ。4日目には栄養分がさらに増し、甘味も増して美味しくなります。保温し1週間で食べきります。もし残ったら冷凍保存しておくこともできます。

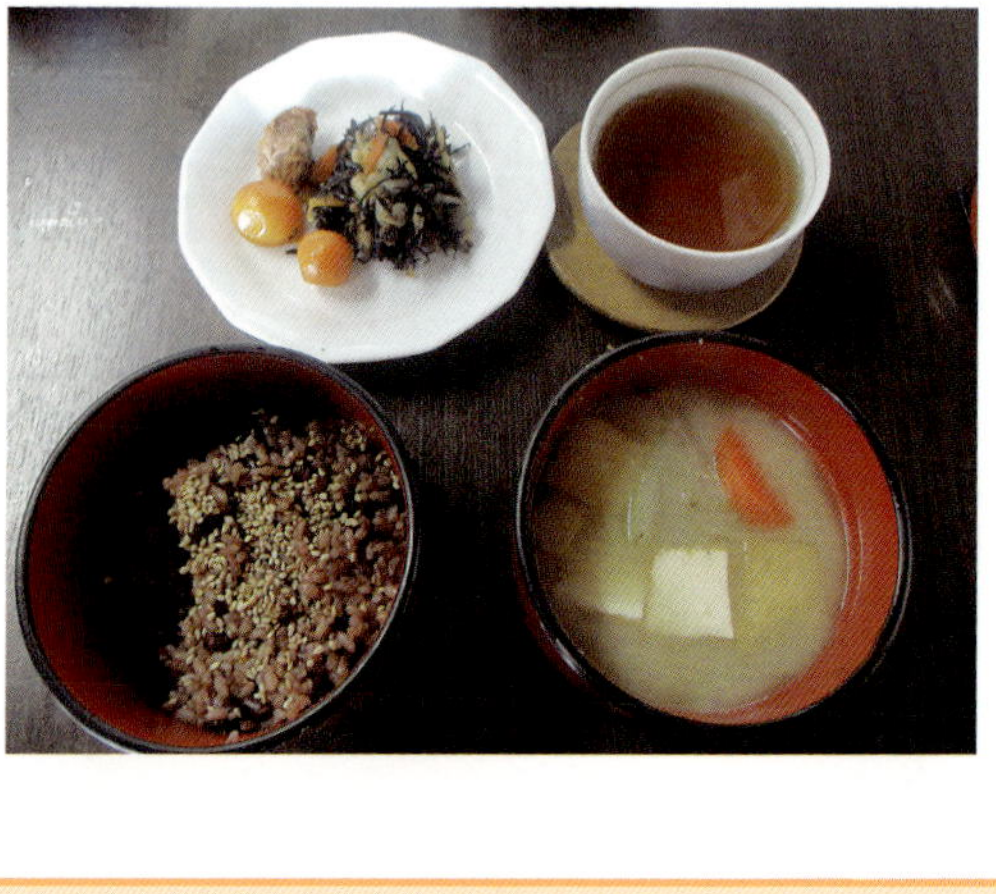

バリエーションが広がる

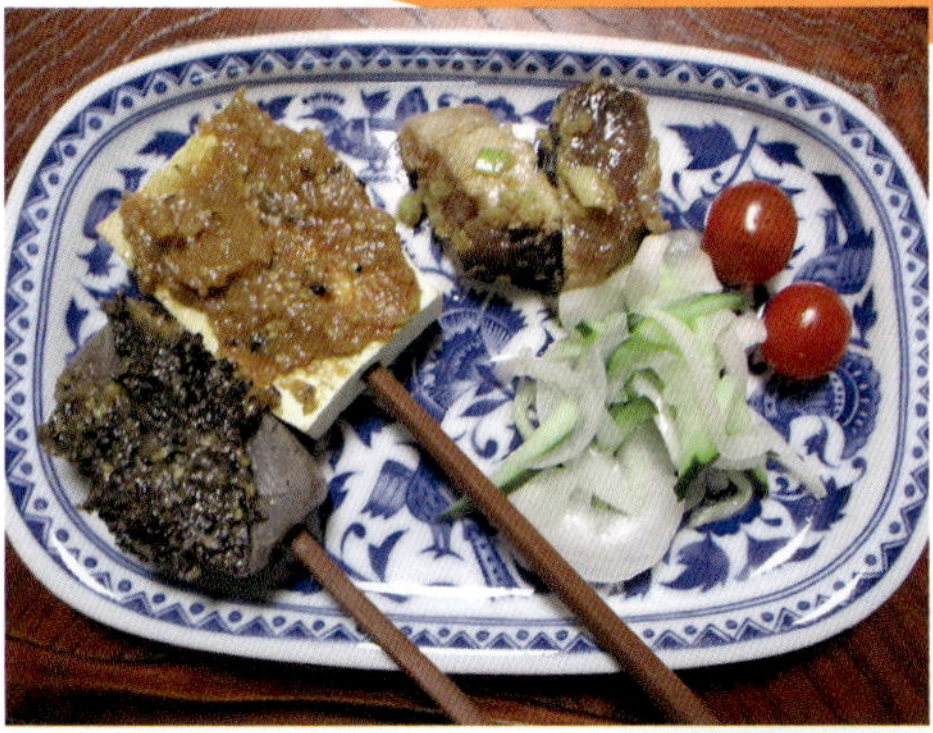

- 豆腐とコンニャク、ゴマデンガク味噌
- 酢玉葱とキュウリの和え物
- 鰹のタタキネギショウガ醬油とゴマ油和え
- トマト

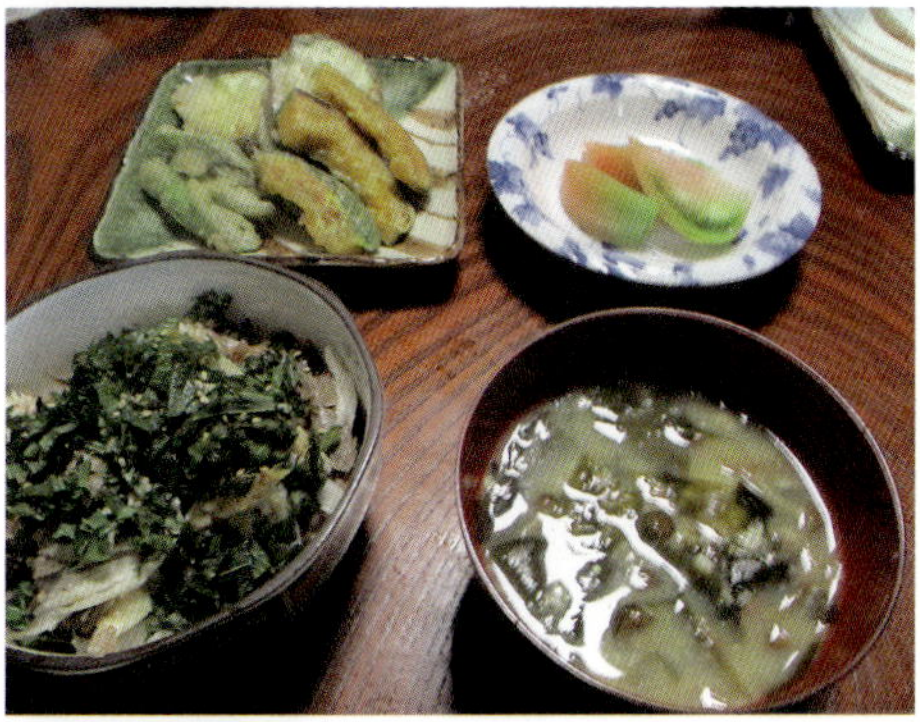

- 酵素玄米に焼き塩サバほぐしをのせ、シソを千切りにして胡麻と天然塩で味付け。
- カボチャとピーマン、ナス、シソのプレート焼き（天ぷら）。
- トマト、具沢山味噌汁（エノキ茸、シメジ、ナス、揚げ）

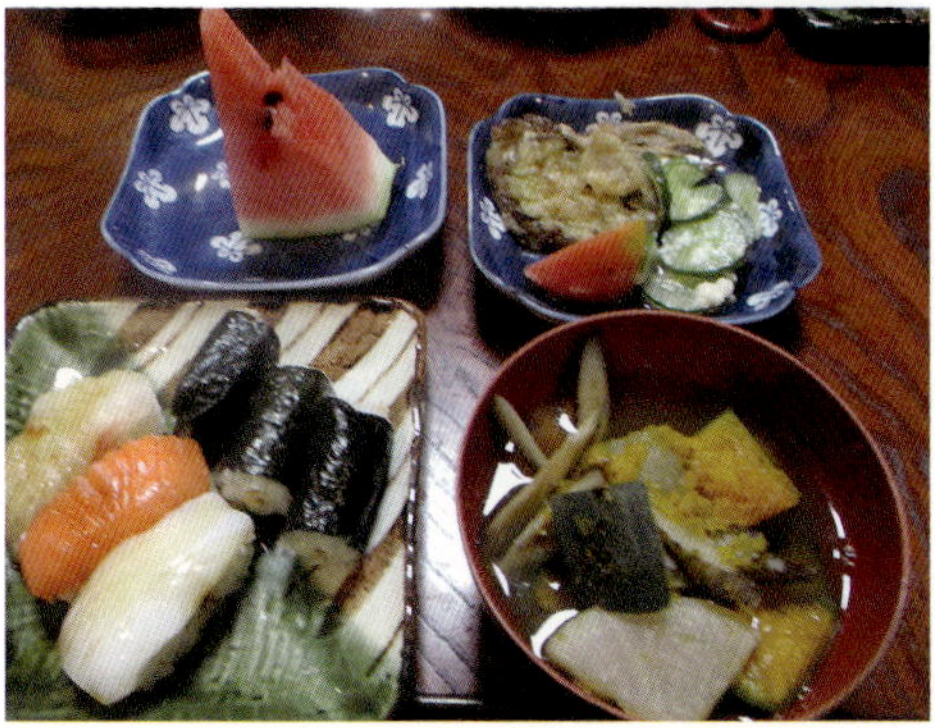

- 寿司（雑穀米の納豆海苔巻き）
- 具沢山醬油けんちん汁（カボチャ、ゴボウ、人参、サトイモ、大根）
- キュウリの塩麹和えとナスのプレート焼き
- スイカ

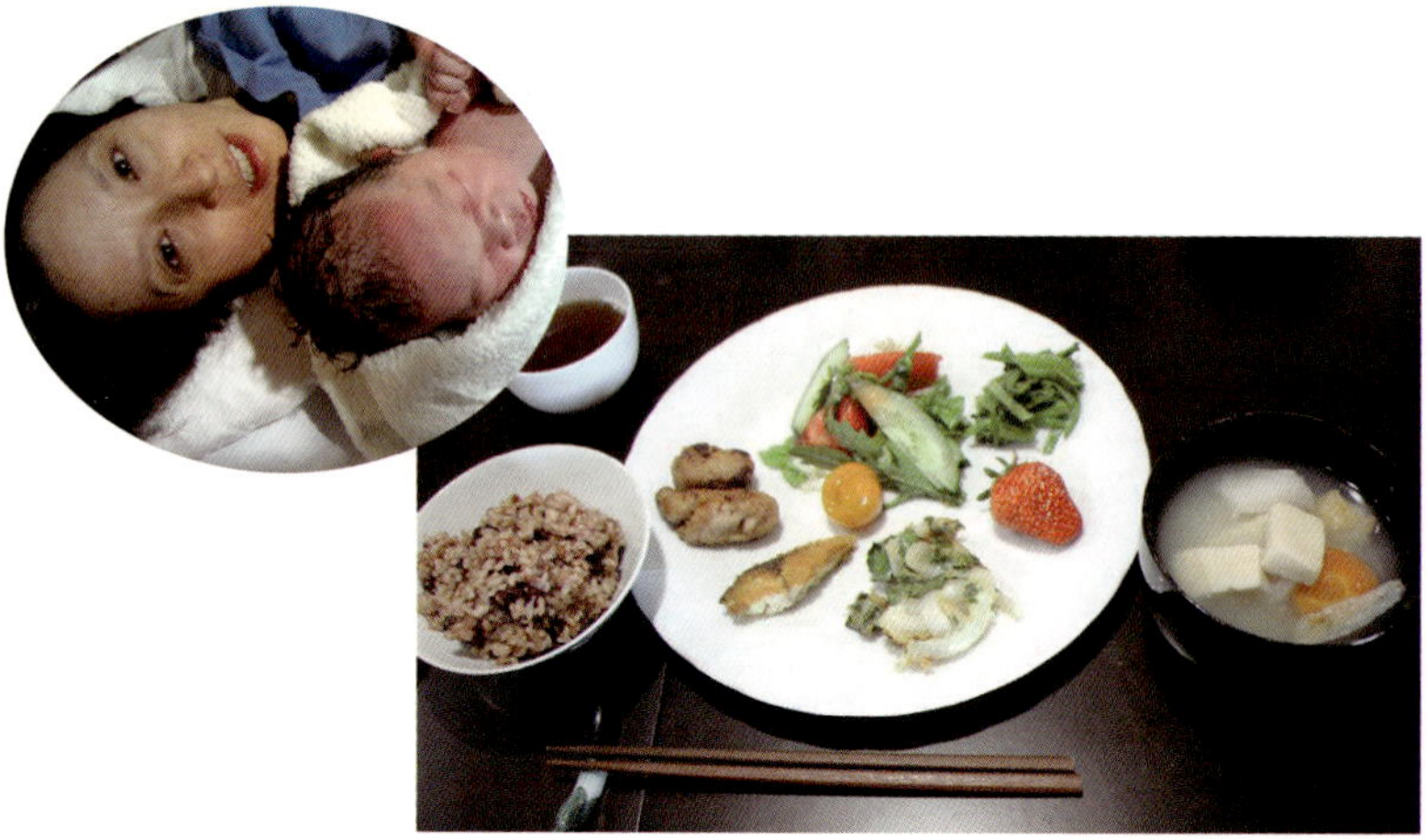

妊娠性糖尿病だったが、酵素玄米魚菜食にして無事に出産

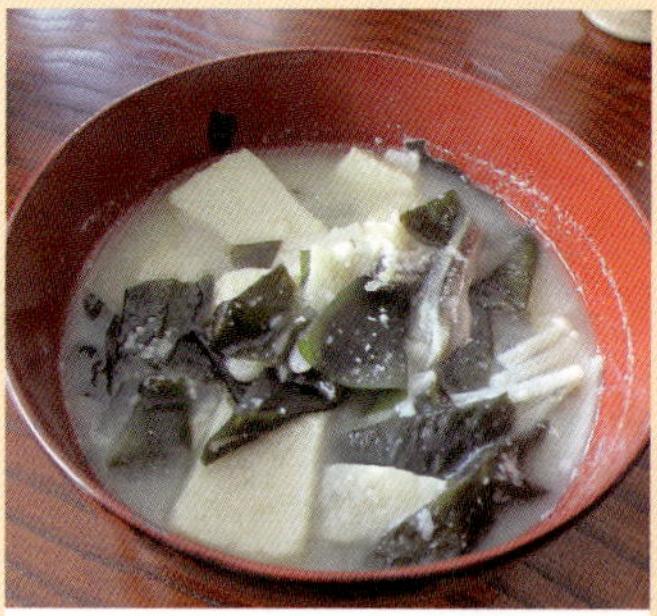

コウヤ豆腐・ワカメ・エノキダケ・イリコ出汁の味噌汁

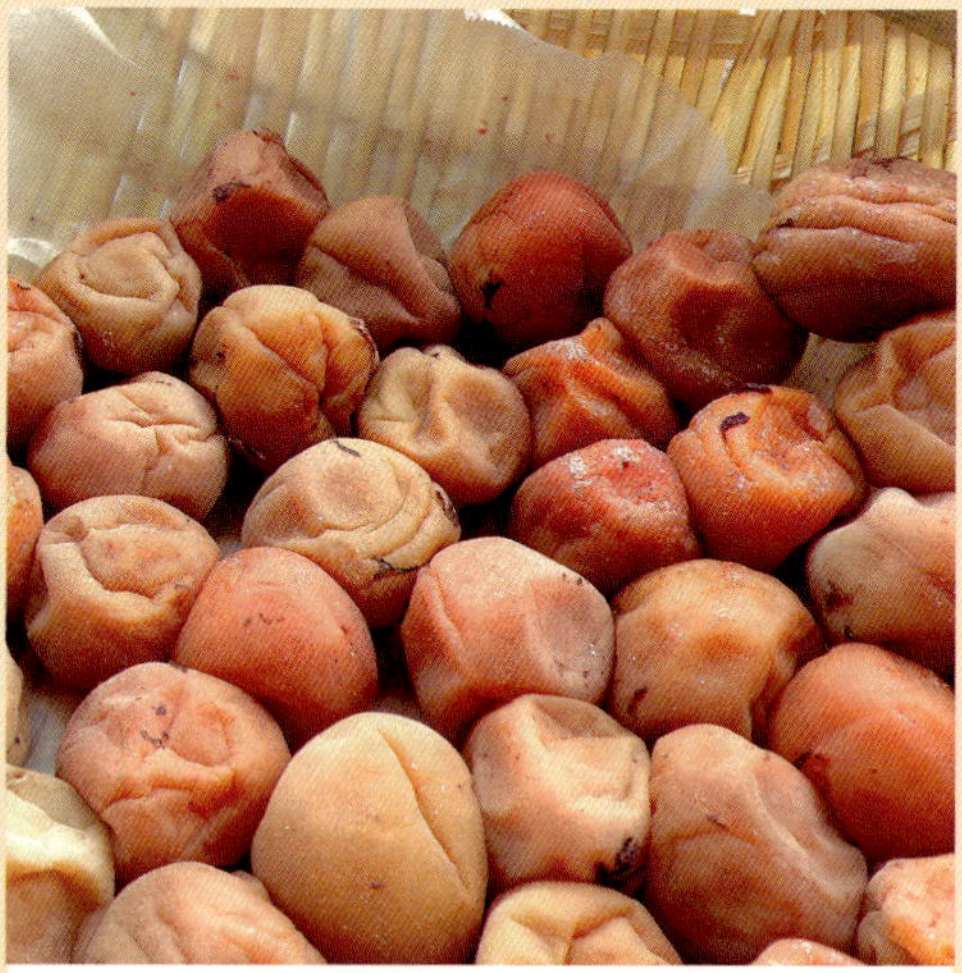

梅干には高血圧と動脈硬化を防ぐほか、脂肪燃焼効果もある

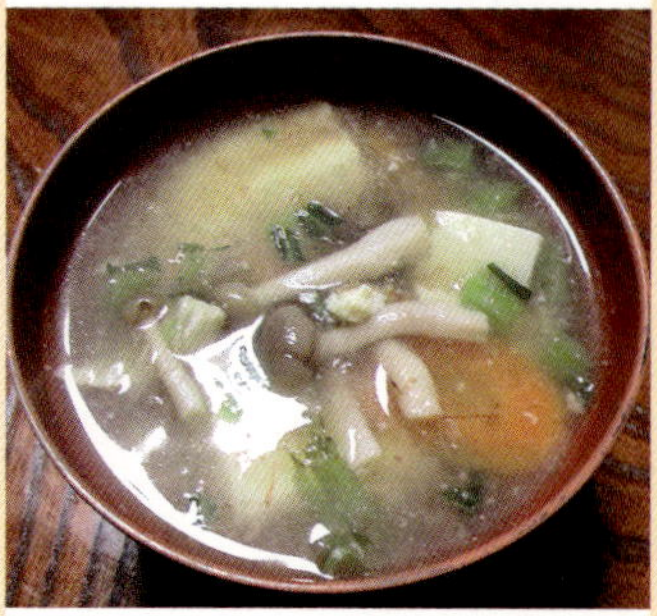

シメジ・人参・玉葱・豆腐・ほうれん草の味噌汁

伝統食品は世界最強!!

発酵玄米魚菜食

基本形

酵素玄米＋具沢山味噌汁＋魚菜

・具：大根、人参、ワカメ、豆腐、油揚げ、厚揚げ、イモ類、葉ネギなど
・漬物類：高菜漬け、たくあんなど
・納豆、梅干し、小魚、煮干しのごまめ、いわしの焼き物、青魚の煮物など
・野菜のごま醤油煮、野菜炒め、酢の物、ひじきの煮物など

一夜漬け

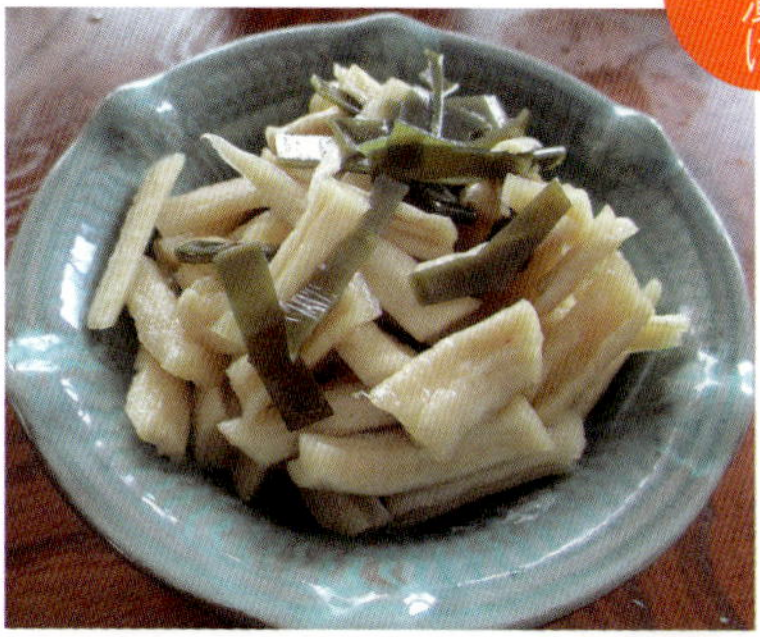

寒乾大根、昆布の醤油漬け

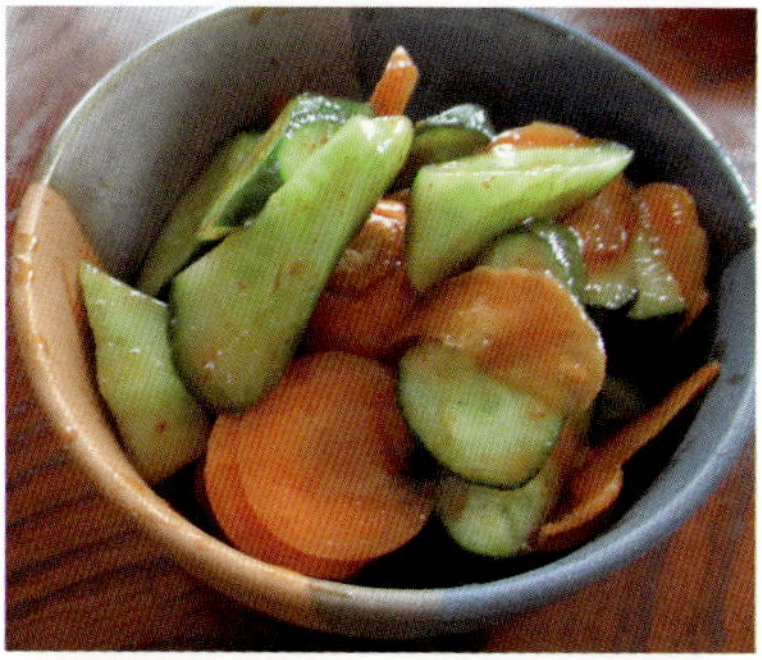

キュウリと人参のキムチ和え

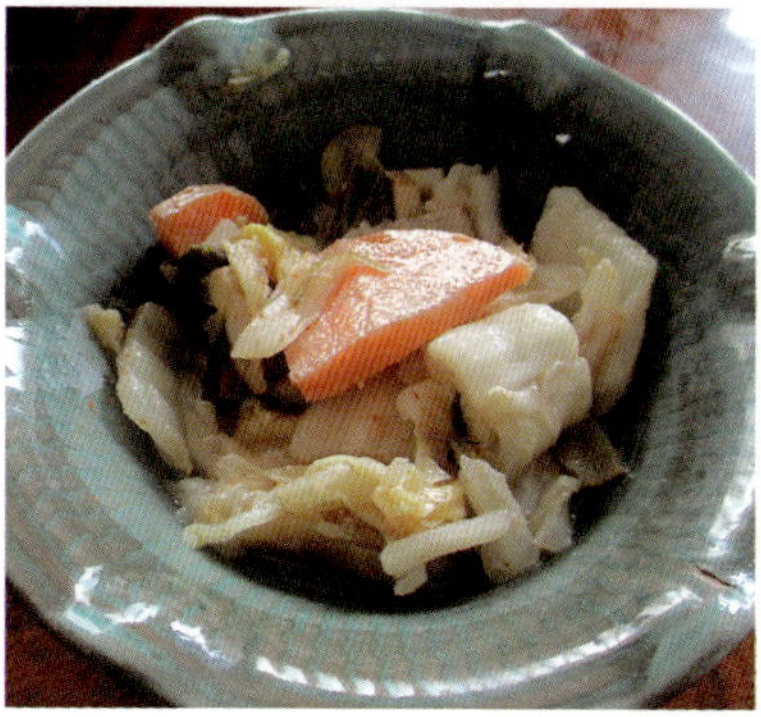

大根・白菜・人参のキムチ和え

手間が省ける作り置き惣菜！

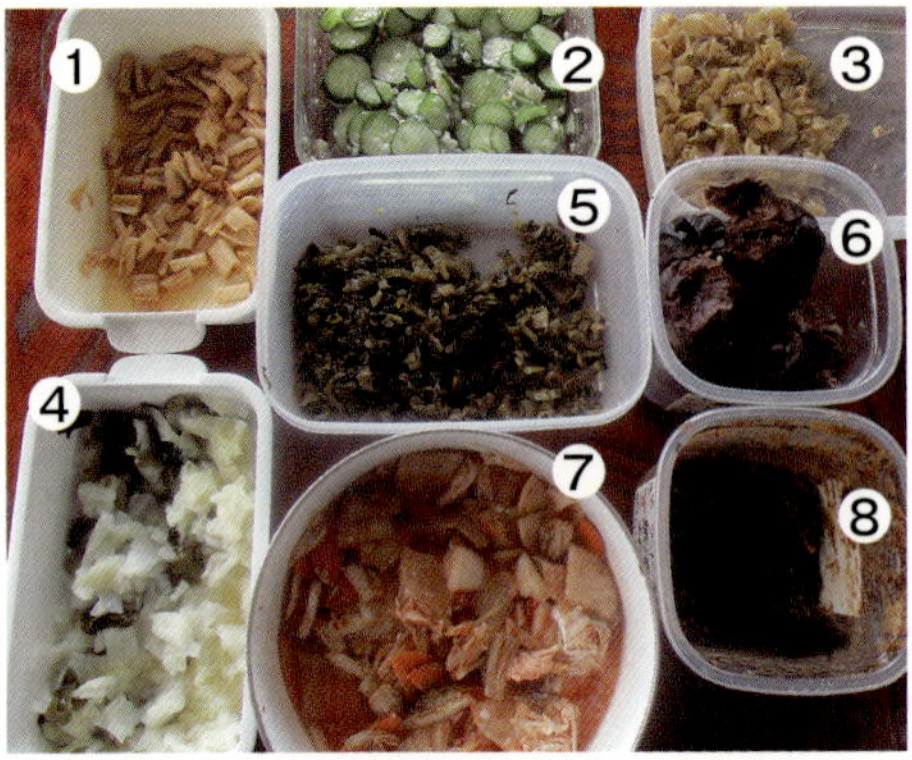

①人参、竹の子のごま油炒め
②キュウリの塩麹和え
③人参と切り干し大根の煮物（醤油味）
④ワカメとキャベツ蒸しの酢の物
⑤高菜炒め
⑥手作り発酵ニンニク
⑦大根、人参、白菜キムチ
⑧黒胡麻・ニンニク味噌

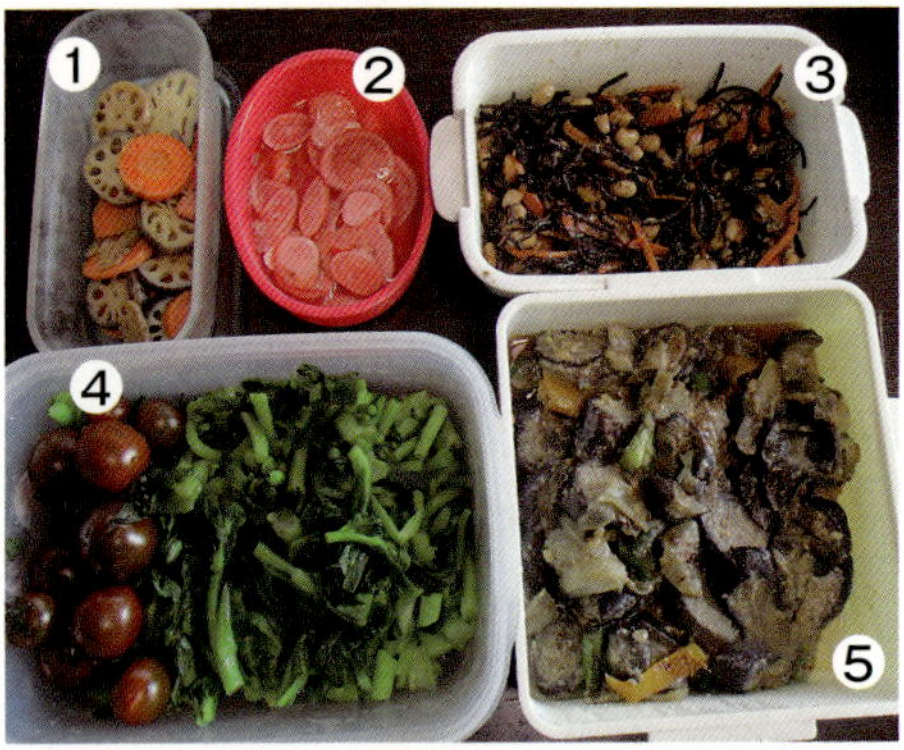

①レンコン人参の胡麻油炒め（醤油味）
②二十日大根の酢漬け
③ヒジキの煮物醤油味（人参、揚げ、大豆入り）
④ミニトマト、菜の花の塩ゆで
⑤茄子、ピーマン（黄、緑）の味噌炒め、胡麻油・ココナッツオイル炒め

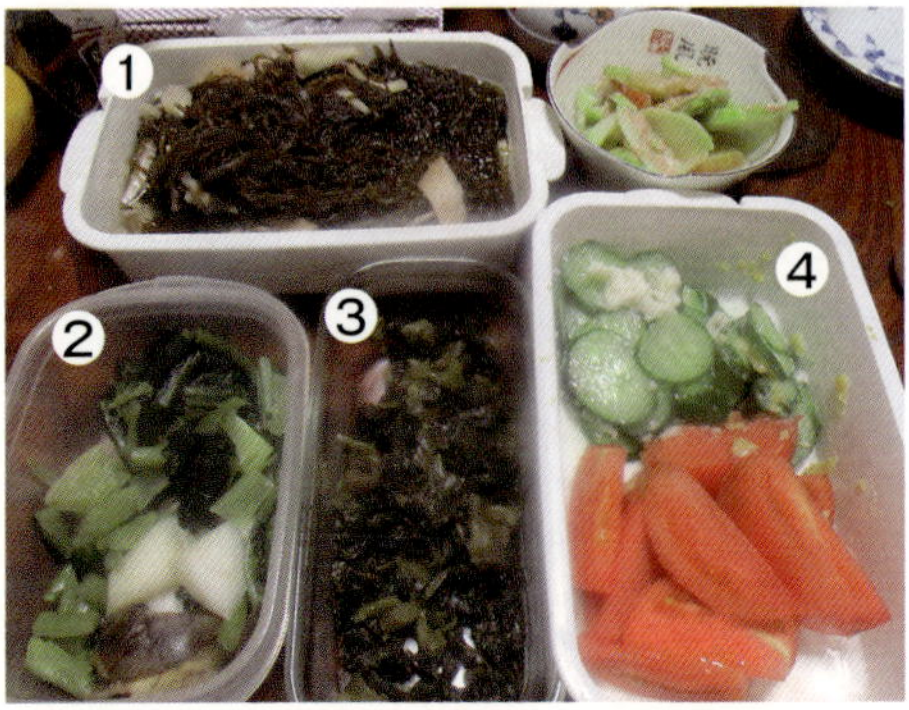

①モズクと生姜の酢の物
②カブ大根と葉の塩揉み
③高菜漬け
④キュウリ塩麹和えトマト

1章 熊本地震で被災者を救った食のチカラ

(一)被災者を救った酵素玄米魚菜食のチカラ

●半年たっても破壊された街はそのまま

私は2016年4月14日、16日に起きた熊本地震を忘れることができません。じつは、14日の日中はちょうど、酵素玄米魚菜食を教えるクッキング教室を開催するため、友人5人とクッキング教室のメニューを試食していました。その日の夜、地震に遭遇したのです。

熊本で地震が起こることはほとんどありませんでしたから、凄まじい揺れに腰が抜けるほどでした。友人5人のうち3人の家屋が半壊以上で建て直さなければならなくなってしまったのです。この地震で思い出したのが3・11の大地震に遭われた東北の方々のことでした。

熊本では震災から6カ月以上経っても、ほとんどが当時のままで復旧はあまり進んでいませんでした。仮住まいの家や、壊れた斜めの家で寝泊りしている友人たちは、しだいに体調不良を起こす人も出てきていました。

私は今、義母の介護のため主人の実家で暮らしています。それまで私と夫が住んでいた

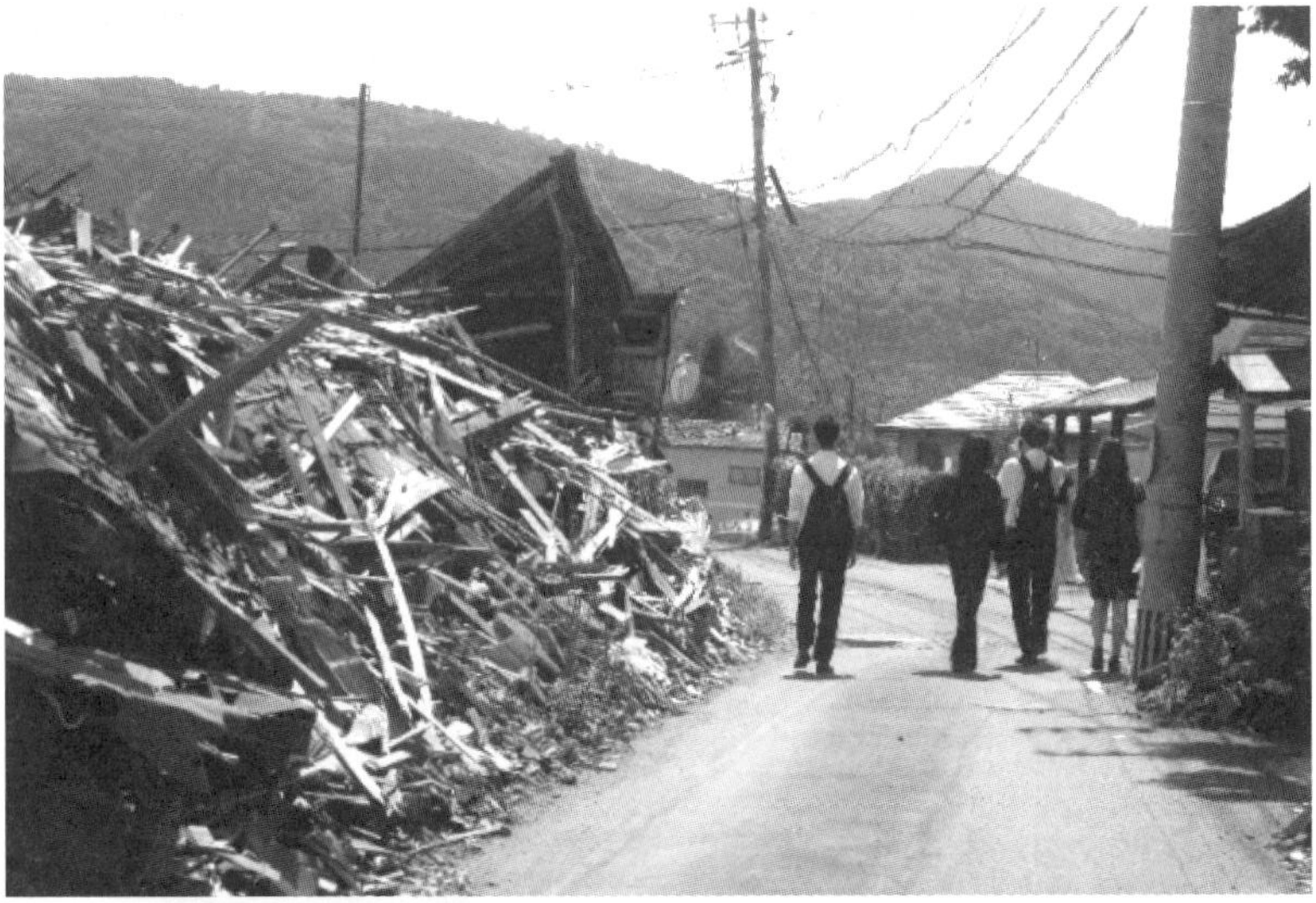

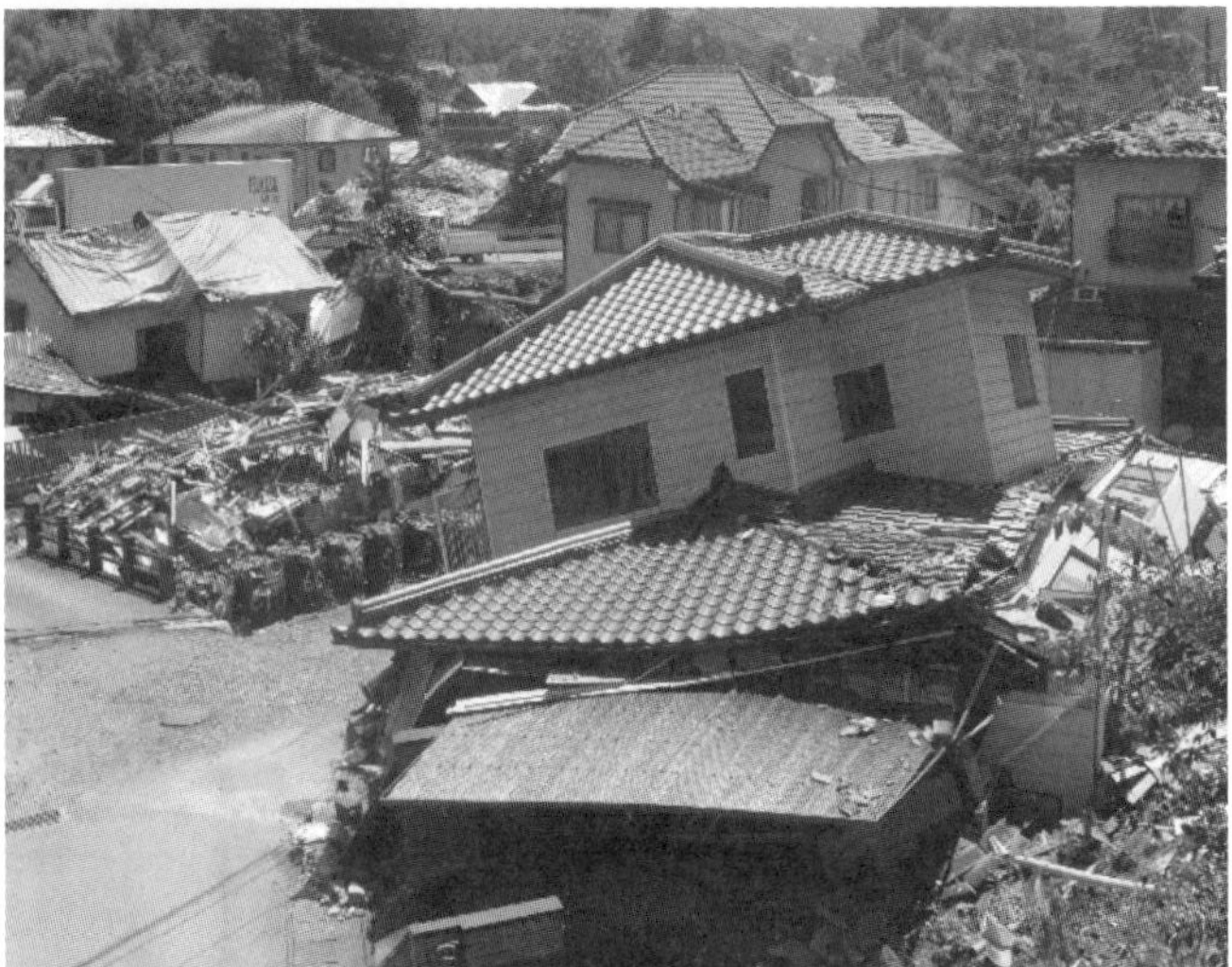

いちばん被害がひどかった地震当時の益城町。復興はなかなか進まない

家は、上益城郡の御船町にあり、大被害を受けた益城町に隣接しています。益城町の中心街は、店舗も住宅も破壊され、跡形もありません。バラバラに潰れてしまってとても無残な姿です。住民は2カ月経っても1000人以上が行く所もないまま益城体育館で暮らしていました。

今住んでいる主人の実家は、被害の大きかった嘉島町から10分のところにあります。嘉島町の体育館でもたくさんの人たちが避難生活を余儀なくされました。

最初起きた震度7の地震では、ゴオーという不気味な地響きがし、この世のすべてが終わるのではないかと思ったほどでした。義母、夫、療養に来ていた姉を含め、私たち家族は、建物が倒れても大丈夫と思われる外の庭で毛布を被って一夜を過ごしました。いつ余震が起こり、いつ家屋が倒壊するかわからないからです。私は、懐中電灯、手袋、いつも準備していた水のペットボトルを皆に持たせ、布団を地面に敷き、皆を寝かせました。

雨が降ってなかったのは幸いでしたが、夜中は冷えてくるのでブルーシートを全員の布団の上にかけてあげ、朝方まで過ごしたのです。とても眠れるものではありませんでした。

●大型スーパーマーケット店に100メートルの長蛇の列が

夜が明け、朝9時すぐにマーケットに出かけたところ、大型マーケットは皆閉鎖されていました。「コンピューターが作動しないんです」「天井が落下して危険で中にお客さんを入れることはできません」と店員は悲痛に叫んでいます。

私は義母の紙オムツが欲しくて何軒か回ったのですが、その日はとうとう手に入りませんでした。この惨状を見るに見かねた1軒の大型マーケット店が、時間を決めて開けてくれたのです。その店に大勢の人が押しかけたため、100メートルほどの長蛇の列ができ溢れかえっていました。レジは外で打つ有様です。

私は、この地震は長く続くと感じましたので、とにかく食べ物を確保しなければと思い、買い物に出かけたわけです。差し当たり2週間分と思い、味噌、醤油は1カ月分くらい確保しようと思いマーケットに並んでいると、皆さんの買い物籠に入っているものは、パン菓子、作り置き弁当、惣菜、菓子、カップラーメンなどがほとんどでした。皆さん、その日1日分を買っていたのです。

私は、白菜、キャベツ、玉ねぎなどの野菜、サバ、アジ、サンマ、イワシなどの魚や干物、そして無添加味噌5kg、無添加の薄口・濃口醤油、2リットルの酢、天日塩、オリーブ油、黒砂糖、亜麻仁油などの天然調味料など、およそ8人分×2週間分を購入しました。

●親戚、友人、家族一緒に納屋での生活を開始

最初の地震が終わった後、知り合いや友人の安否が気になっていたところ、87歳の女性と73歳の男性の友人と辛うじて連絡がとれました。しかし、この人たちも家屋が倒壊、住むところがなくなっていたのです。とても放っておくことができません。

困ったときは皆同じです。近所に住む73歳の従姉妹の女性も家が半壊以上でとても住める状態ではないため、私たち家族とともに過ごすことになりました。そうして、できるだけ私の家に来てもらったのです。

災害用として卓上式ガス台とガスボンベ5本はいつもストックしていましたが、さらに追加してガスボンベをたくさん購入。ポットにはいつも湯を沸かして入れておきました。

2日目は水のペットボトル、毛布、雨がっぱ、傘、カンパン、缶ジュース、チョコレート、紙コップ、ティッシュペーパー、軍手、紙、新聞紙、下着類一式、2日分の衣服、毛布などを車に詰め込んでおきました。いつ地震がくるかわからないからです。

16日の深夜1時過ぎ、今度は本震といわれる地震が起こりました。この2回目の揺れが凄まじく、あちらこちらから悲鳴が聞こえていました。

それからは、わが家の軒下に卓上式ガス台を置き、そこで3週間調理をし、外にテープ

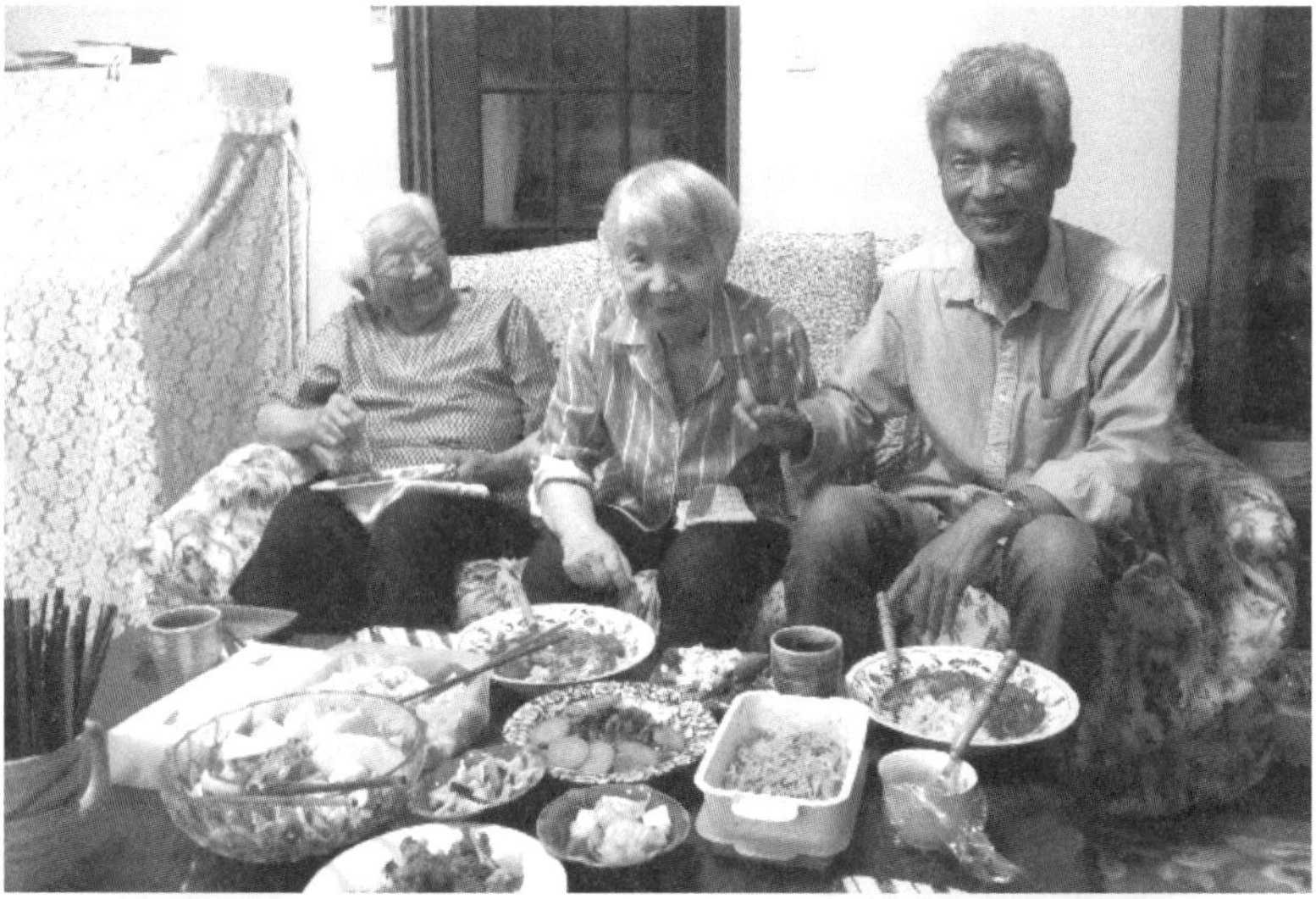

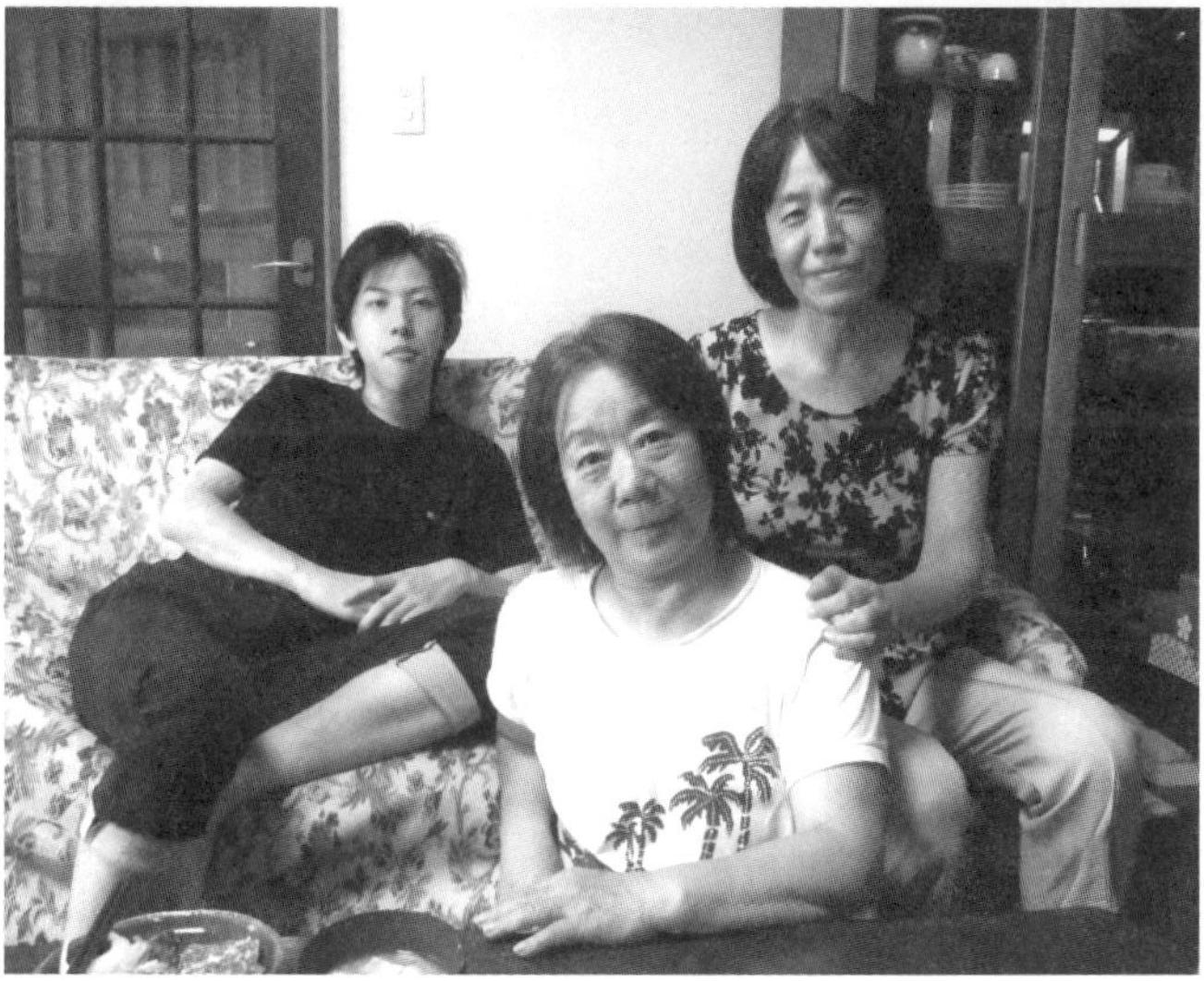

困ったときはみな同じ、近所の人が集まり助け合って過ごした

ルを持ち出してみんなで食べました。母屋の内部の壁は日本造りの家でしたが、玄関の靴箱は倒壊、靴が散乱し、柱が折れ、塗り壁は落下。台所では食器棚から茶碗、皿、コップ類が飛び散っていました。2階は整理タンスの引き出しが吹っ飛び、洋服タンスや本棚も倒れて色々な物が散乱、まさにメチャクチャです。

2カ月経っても余震が続き、箪笥や食器棚などはまた倒れる恐れがあるので、そのままにしておきました。母屋の廊下のアルミサッシは、飛び出して庭に落ちて破損したままです。

やっと地震が緩やかになったのは2カ月を過ぎてからでした。しかし、倒壊、あるいは半壊した家屋は、どこのお宅でもそのまま手つかずのまま。幸い、義母を看るために引っ越していた夫の実家では、納屋を仕事部屋に改修した直後で、柱を耐震補強したばかりだったので、2度の地震でもびくともしませんでした。そこで皆と暮らすことができたのです。

●発酵玄米食と魚菜食が糖尿病や高血圧などの改善に役立った

私が最初に考えたことは、命があったのであれば、次は長期に備えて栄養のある食事を摂らなければいけない。しっかりと食べていなければ精神的にも肉体的にも必ず弱る時が

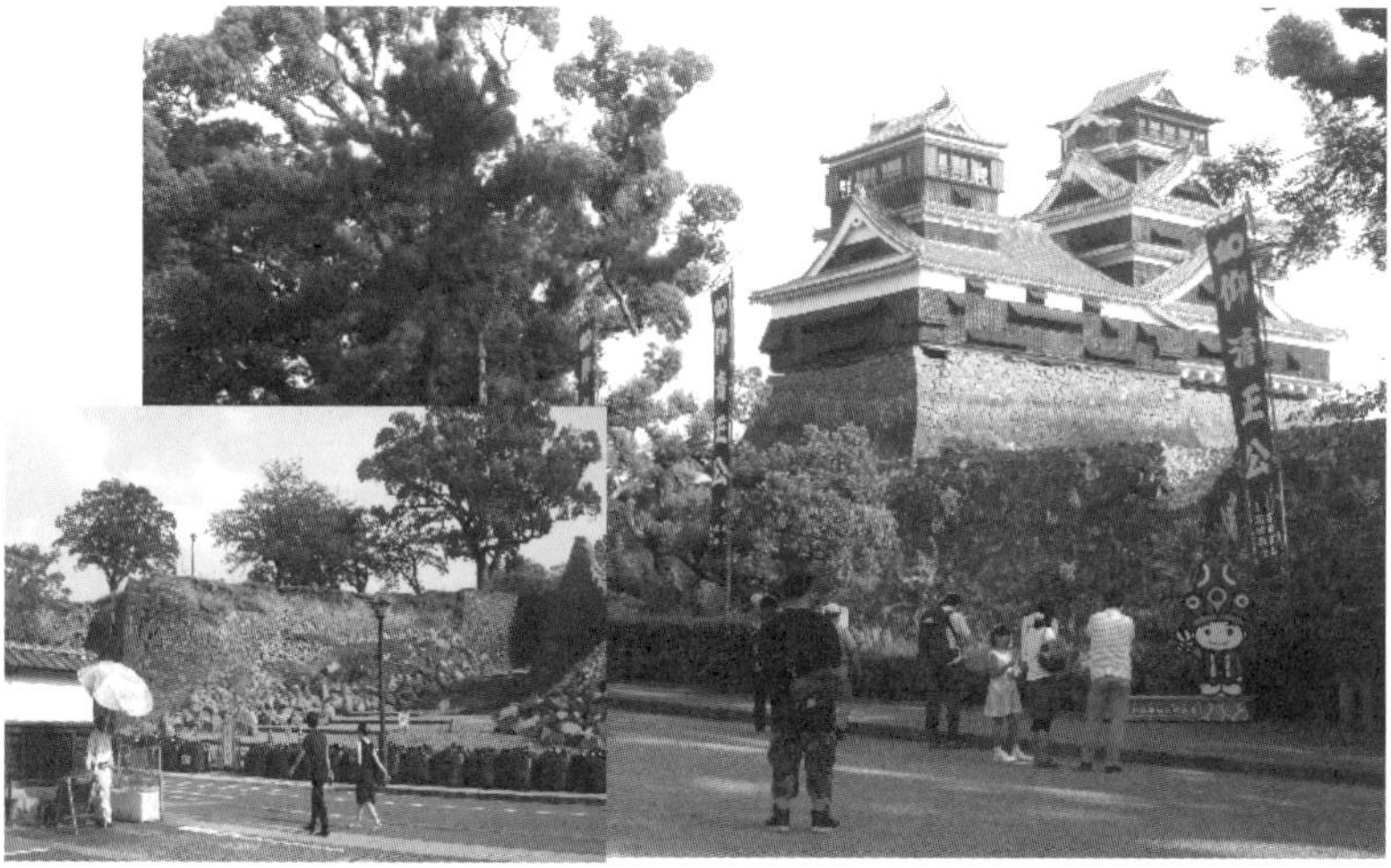

熊本城の石垣もかなりの被害を受けた

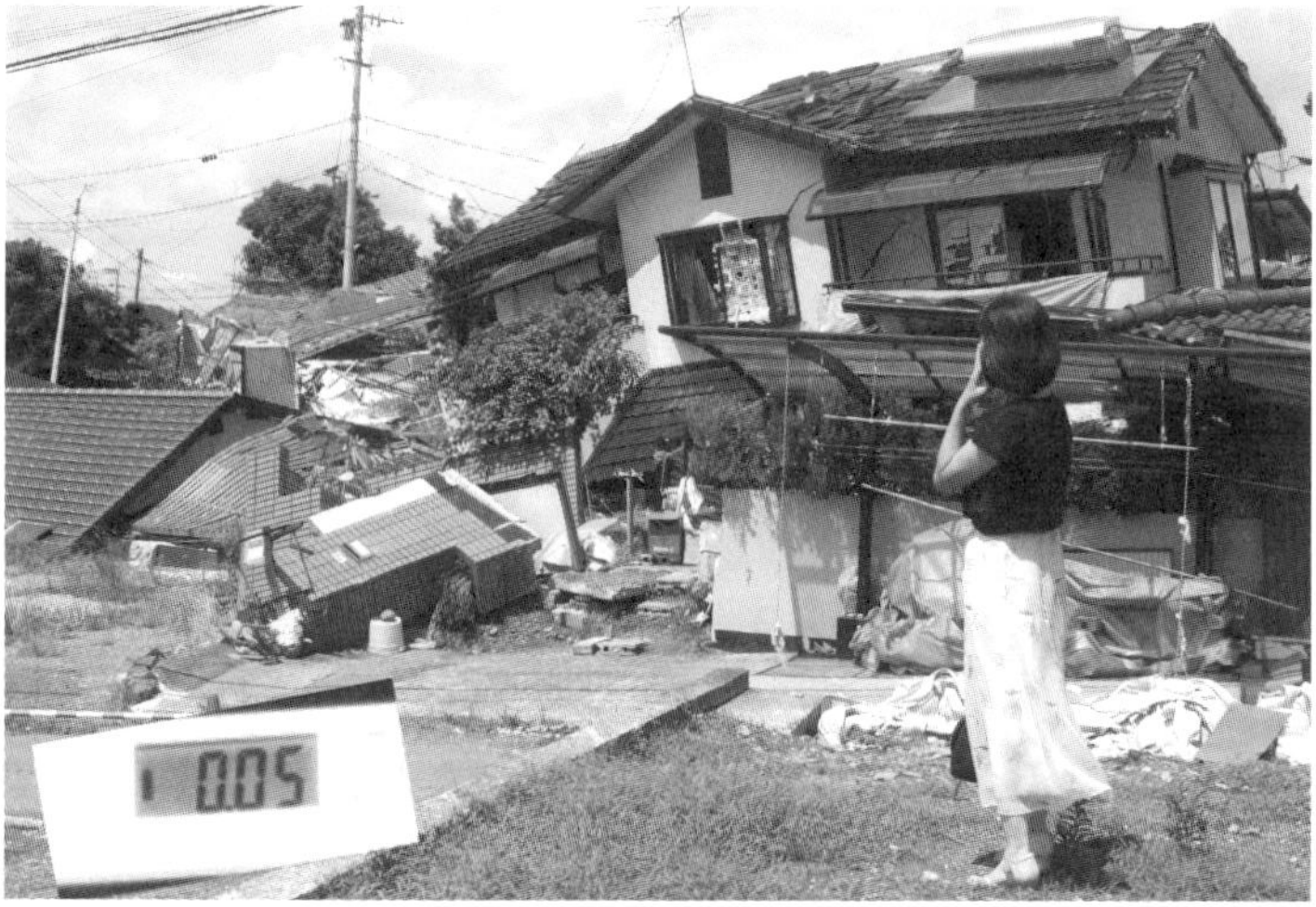

家屋が30度前後、傾いた中で生活した人たちも。放射線量は
0.05mSv/h（益城町）を計測

来るということです。

停電になったり、断水したり、水が出ても何日も濁ったりして飲み水に使えなかったのですが、1回目の地震のとき、桶をいくつも洗って水を溜めておいたのです。これが実に役立ったのです。お風呂も2つあるのですぐに水を溜めておきました。

私は、自宅脇に療術院を併設し、食事療法を中心に健康指導を続けていましたが、震災を通じて、改めて発酵玄米魚菜食の素晴らしさを再確認できたのです。

先述した87歳のAさんは独り暮らしでしたが、4・14の地震で家屋が壊れ、怖くて外へ出てみると、近所の人たちが着のみ着のまま外に飛び出し、小学校へ避難していました。どうしようと戸惑っていると、皆さんに声をかけられ、そのまま何も持たずに小学校に避難しました。その夜は小学校の校庭で暖をとって皆と過ごしましたが、朝方になって一応帰宅してみようと思い帰ったそうです。

このとき、Aさんから私に電話があり、とても困っている様子でした。そこで、私の夫に電話をして、仕事の帰りにAさんの様子をみてきてほしい、危険を感じたらわが家に身の回りの物を持って連れてきてほしいと頼んだのです。

夫は夕方にAさんを連れて帰って来ました。その夜、病気の療養のために泊まっている私の62歳の姉、86歳の認知症（要介護度2）の母、そして87歳のAさんが一緒に過ごしていたところ、深夜1時40分ころに2回目の本震（震度7）が起こったのです。

この揺れは凄まじいものでした。前回を遥かに上回っていました。これで全壊した家屋が多かったことは後に判明しましたが、その夜は、家の中は危険と判断し、車中に待機して朝を迎えました。

●3カ月間で160／78㎜Hgの血圧が128／60台に下がった

この2回目の地震のとき、Aさんがそのまま自宅にとどまっていたら、ベッドの上の天井は落下して押しつぶされ、生き埋めになっていただろうと思われます。本人も「一命をとりとめたね」と言っていました。

ただ、夫とわが家に移動してきたとき、慌てたAさんは高血圧の薬を忘れてしまっていたのです。「なぜか、このごろ爪が筋立って割れてしまうの」とも言っていました。それでも、余震が1日に何回も続くので、病院に連れていくことはできません。

私が17年間、療術院に来られた方たちにすすめてきた酵素玄米魚菜食をAさんにも食べてもらいました。それを1カ月くらい続けていると、いくら薬を続けても下がらなかった血圧が下がってきたのです。**3カ月間で、160／78㎜Hgあった血圧は128／60台に、体**

重は58キロから52キロに減ったのです。

震災から1カ月後、仮設住宅に当選して引っ越して行きました。食事には気をつけているので、血圧はその後も正常で、体重も52キロのままです。病院に行ったら、血圧が正常値なので、医師は驚き、降圧剤を出さなかったといいます。

彼女はそれまでの7年間、頻繁に転倒し、右大腿部骨折、左膝骨折、右手首骨折、左腕骨折を繰り返していました。ところが、酵素玄米魚菜食に切り替えてからは、躓いて転倒しても骨折することはありません。割れていた爪も治っていました。

Aさんは半年間仮設住宅暮らしを続けたあと、近所の有料老人ホームに入居することになりました。ところが、この老人ホームの食事は肉食が多くて野菜がとても少なく、便秘がちになってしまったのです。正常値だった血圧も再び上昇し、貧血症状もあると医師に言われました。

入所1カ月で体重は1キロ増え、内服薬は10種類処方され、薬を飲んだかどうかを毎日、看護師にチェックされるのがストレスになってしまったのです。その後のことが心配ですが、食事療法、とりわけ酵素玄米魚菜食がいかに私たちの体を病気から守ってくれるか、はっきりと教えられました。

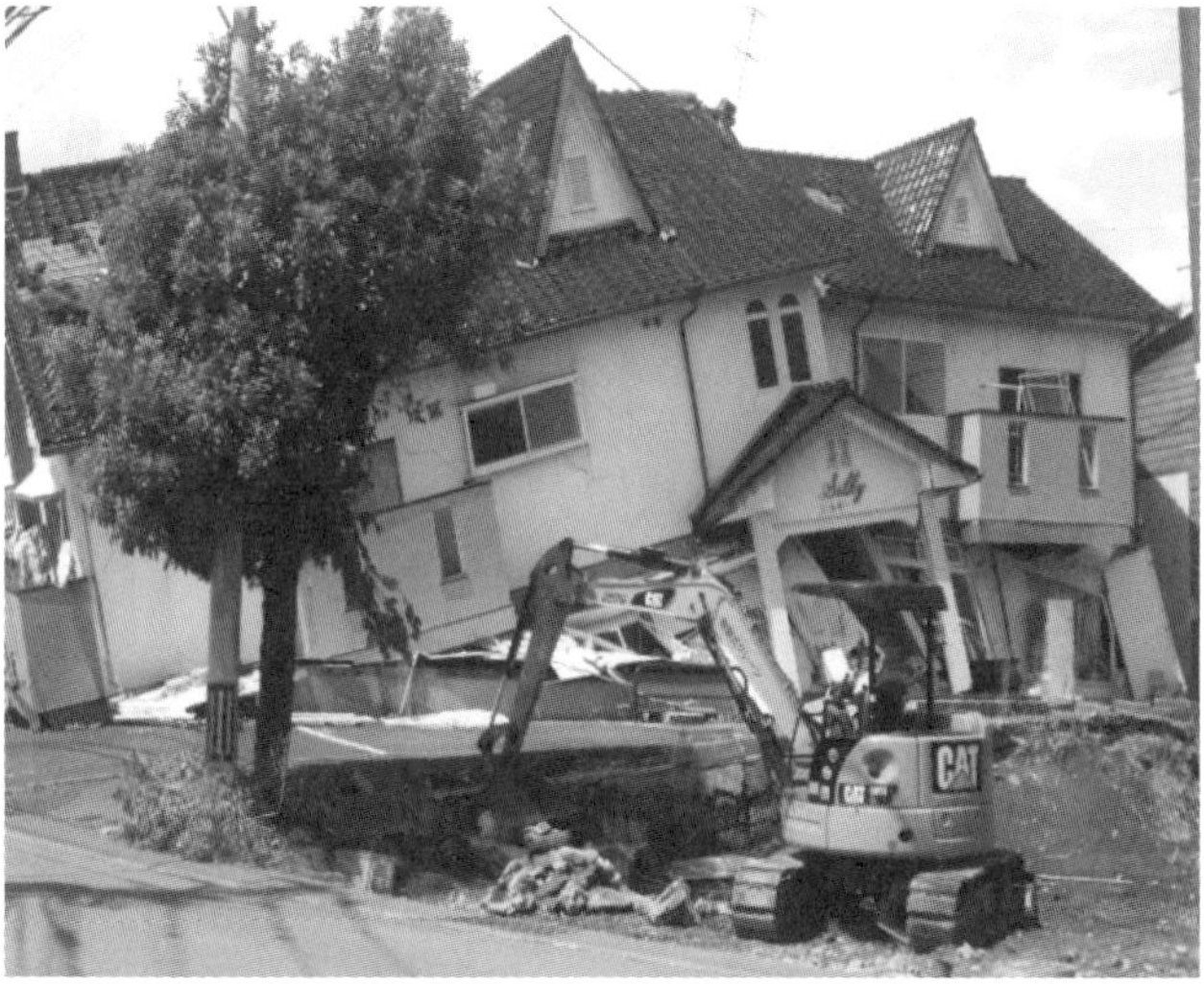

家が傾き家具もメチャメチャ、ガスも使えない

1カ月の酵素玄米食で体重が減少

避難生活で体調を崩した友人のDさんも、酵素玄米魚菜食に切り替えて改善した一人です。Dさんのお子さんは自閉症児ですが、いつも通っている教会に避難して寝泊りをしていました。しかし、そこには子どもがゆっくり寝るところがなくて、どうしようかと心配していました。

わが家のもう1つの家に避難するようにすすめると、彼女と男の子3人と彼女の母親が移って来て1カ月間過ごされました。もともと住んでいたアパートは壊れませんでしたが、断水、ガスと電気が使えない状態で、家具も全てメチャメチャに倒れて住める状態ではありませんでした。彼女の78歳の母親は高血圧と糖尿病を併発していたのですが、やはり薬を忘れたまま避難していました。

じつはDさんは、10年前にご主人がガンになられたとき、酵素玄米魚菜食の食べ方を習い、実行された経験があります。再び、この食事に切り替えたところ、自閉症の息子さんは、その夜からぐっすり眠れたそうです。

Dさんのお母さんは、1カ月後病院に行って検査を受けたところ、**ヘモグロビンA1Cが9・7から6・7に下がっていました**。その場から「A1Cが下がった」と電話で知らせてくださいました。さらに1カ月経ったころ、お母さんの体重が減少してきていること、血圧は正常になってきていると報告に来られました。お母さんは、いつまでも元気で孫たちを見守りたいと張り切っているそうです。

●義母が2年間の酵素玄米魚菜食で認知症と骨粗しょう症を改善できた

私の86歳の義母は要介護度Ⅱです。一緒に生活するようになって2年経ったころ地震に遭遇したのです。改築したばかりの隣の納屋で義母も皆と一緒に川の字になって寝ました。

義母も高血圧で上は158㎜Hgありましたが、**酵素玄米魚菜食にしてから104㎜Hgまで下がり、下は60㎜Hgまで下がりました**。20年来の持病である気管支拡張症も改善して元気に過ごしています。震災中は家族以外の人々と一緒に生活したので精神的に無理しないかと心配しましたが、適応して過ごせたのです。

ただし、それまでになかった咳と痰が夜間から朝方にかけて出始めたので、咳痰を排出しやすいように水分を多目に飲ませました。とくに咳が出るときは、アロマエッセンシャルオイルを胸に塗ってあげるとたくさん去痰して、咳も止まり朝まで眠ることができました。

統合医療では、このメディカルアロマセラピーは欠かせません。皮膚からの浸透力も早く、呼吸器と脳にも作用し、即効性が得られるからです。

酵素玄米魚菜食を続けたことで、義母は体力が衰えず元気に過ごせました。現在デイケアに週5日間通っていますが、最初は週一回通うことが精一杯の体力しかありませんでした。数カ月ごとに2日、3日、4日、5日と回数を増やすことができる体力に戻ったのです。デイケアに行くと、人に声をかけたり歌を歌ったり、食事の準備を手伝ったりと状態がとても安定し、明るく過ごせています。そこの看護師さんからは「やはり食養生と家族の見守り方次第で、人は見違えるようになるのですね」と言われ、私も嬉しくなりました。

私が同居する2年前までは、難聴で骨粗しょう症にも罹っており、圧迫骨折で3回入院したことがあります。**20年来、高血圧の薬、胃薬、気管支拡張症薬など6種を内服していましたが、今は薬は飲まないで食事療法だけで元気に過ごしています。**

体温は、以前は35・8℃しかありませんでしたが、酵素玄米魚菜食を続けた結果、体温が37℃まで上昇しました。階段を踏み外して転倒したことがありますが、骨折することもなかったのです。

アメリカや日本の研究によれば、【「玄米菜食」に準じた食事と運動をすることで認知症は改善もしくは平行線をたどり悪化予防ができる】と言われています。義母は、要介護度Ⅱの認知症だったわけですが、87歳にもかかわらず酵素玄米魚菜食で見事に体力を回復し、認知症も軽減、杖なしでも歩けるようになったのです。

酵素玄米は柔らかいので、義歯の人でも食べられるのが利点です。また、義母は若いときから甘いお菓子やアイスクリームが大好きでしたが、酵素玄米魚菜食にしてからは、間食を一切しなくなったのです。栄養が豊富なうえ、腹持ちが良いので、ほとんどの人が義母のように間食をしなくなります。

●療養にやってきた67歳の私の友人の手の激痛が1カ月半で取れた

67歳になる友人は、初期の胃ガンが発見され、ファイバースコープでポリープを切除しました。ところが2カ月後、今度は脳出血で倒れ、右半身マヒになり入院したことがあります。その後、週3回リハビリに通いながら家事を左手だけでやっていたところ、左手全

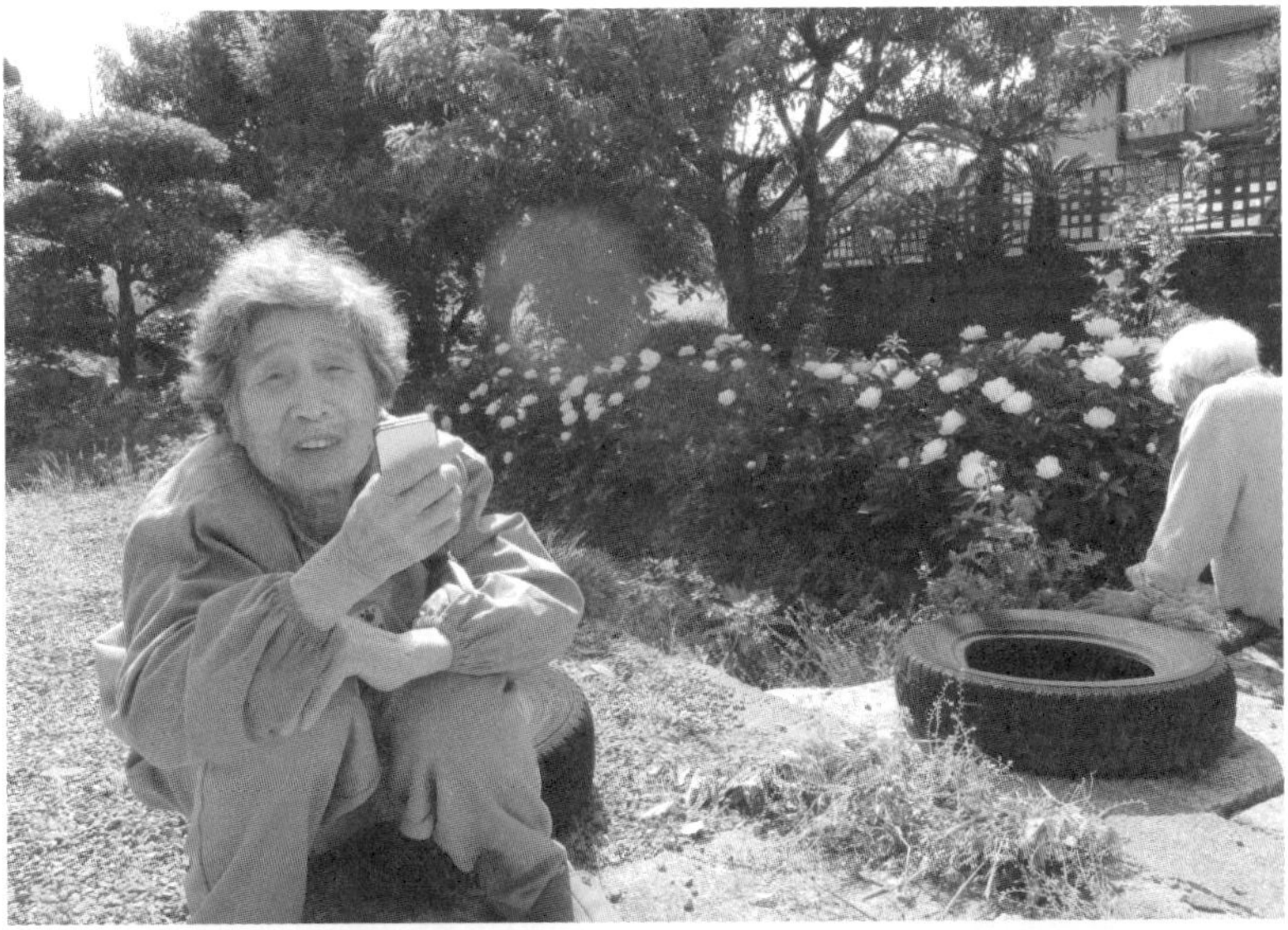

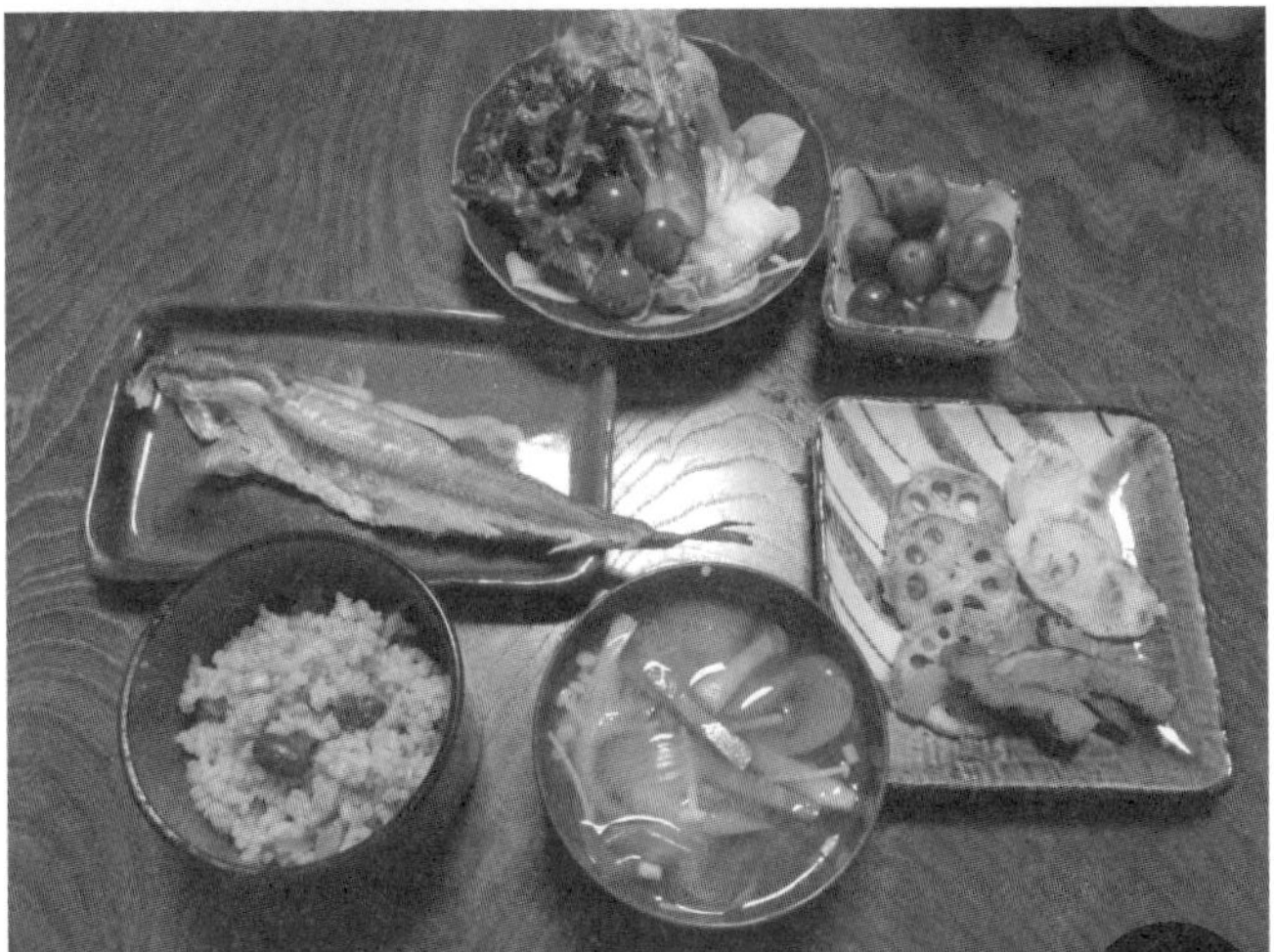

2年間にわたる酵素玄米魚菜食で要介護度Ⅱの認知症が改善、体力も回復

カラーページ
P22
も参照

体に激痛を起こしました。とくに肩周囲にある三角筋に激痛があり、手の指先がしびれ痛むようになってしまったのです。

「この痛みで夜も眠れず、有名な整形外科病院に1カ月半入院して特殊な治療も受けてみたのですが、まったく変わりませんでした。整骨院や鍼灸を受けても治らないし、リハビリも3年半行なっているけれど、まったく痛みがとれず体調不良で困っています」と言って、私のところを訪ねて来られたのです。彼女も高血圧の薬を内服中でしたが、地震で避難したとき、やはり自宅に置き忘れてきてしまったのです。

震災から1カ月半経ったころ、痛みを取る施術を受けたいと希望されて、わが家に一緒に泊まって療養することになりました。酵素玄米魚菜食を摂りながら、並行して全身温熱療法、気功による骨格調整、痛みのとれるアロマオイルの塗布、局所への温熱療法などを行なっていると、痛みが改善していきました。

血圧は1カ月半の療養中に改善し、124／60㎜Hgと正常になりました。自宅に戻ってからも**酵素玄米魚菜食を続けながら、毎朝、「野菜果物ジュース」と「手作り万能酵母液」**（後述）を飲んでいました。**8カ月後、高血圧とコレステロール値が正常になった**と報告に来られました。

私のところで療養を始められた当初、朝は具沢山味噌汁に漬物、昼は醤油汁に漬物、夜も味噌汁に必ず漬物をつけるので、「こんなに塩分を摂って大丈夫なの？　私は倒れてから5年半ずっと塩分を控え、食べないようにしていた」と驚いていました。確かに食塩は塩化ナトリウムがほぼ99％で、摂りすぎると血管壁が傷つき、動脈硬化のリスクが高まること、しかし**天日塩や自然塩にはミネラルや微量ミネラルが豊富に含有していて体にいいこと**を説明すると、納得されて皆と同じものを食べてくださいました。

結果は他の方と同じで、血圧、コレステロールとも正常値になりました。現在も酵素玄米魚菜食中心の食事を続けていて、「野菜果物ジュース」と「手作り万能酵母液」も飲んでおられます。

●体育館に避難した被災者の野菜不足が深刻

私の家から10分くらいの所に嘉島町の体育館があります。そこには多いときで500人前後避難していました。25分くらい離れた益城町総合体育館には1500人前後が避難していました。

知人の一人もそこに3カ月滞在し、朝昼夕と毎日配られるおにぎり2個とたくあんを食べていました。山のように積まれた菓子パンは、自由に食べることができましたが、これが原因で、高血糖・高血圧で入院してしまったのです。やっと朝から味噌汁が配られるようになったのは1カ月過ぎたころです。

車を持っている若い人たちは、野菜やおかずをコンビニに買い出しに行くことができるのですが、高齢者の人たちは買い物にも行けず、栄養が不足しているのはわかっていても、忍耐強く我慢していたそうです。それでも避難場所と食事を提供してもらえるだけでも感謝されていたのです。

地震も少しずつ落ち着いてくると、いろいろな所から届く食材も多くなり、少しずつ普通の食事が食べられるようになってきたそうですが、家庭で食べていたメニューのようにはいかないので、野菜不足は深刻だったのです。

そのころのニュースでは、体調を崩す人が増えてきており、とくに高血圧や糖尿病の人の症状が悪化しはじめていることや、入院する人も出始めているということでした。2016年11月ごろのテレビニュースでは、高血圧や糖尿病の悪化によって心筋梗塞を発症する人たちが急増していると報道されていましたが、寒さと精神的なストレスだけでなく、何より食生活の悪化が問題であることは歴然としていました。

そのことは、公民館へ自主避難した人たちのなかで、自宅から食材を持ち寄って食事をしていた人たちはそれほど健康状態が悪化していないという報道からも明らかでした。

●食事を変えると驚く変化が！

「避難所でパン菓子、ジュースばかり摂って発症した糖尿病が改善」

友人のEさん（55歳・女性）は近くの公民館に避難し、1カ月間、菓子パンとジュースばかり摂っていたら体調が悪化し、病院で検査を受けました。その結果、血糖値が400mg／dℓもあり、糖尿病と診断され、慌てて私のところに相談に来ました。

じつは以前から、全身痛、慢性疲労状態が続き、80代の認知症の母親との二人暮らしでストレスが大変だったといいます。そこで、酵素玄米魚菜食をメインにした食事に切り替え、同時に「野菜果物ジュース」と「手作り万能酵母液」、「生体ミネラル溶液」も摂ってもらいました。それによって、**病院からもらった血糖降下剤は飲まないで、1カ月で見事に血糖値を120mg／dℓまで下げることができたのです。**いつも仕事帰りに甘いお菓子やアイスクリームを袋一杯買っていたのですが、甘いものは欲しくなくなり、体の痛みや慢性疲労も消え、元の元気なときに戻ることができたと喜んでいただきました。

「全身の激痛が半年飲んだら、消失した！」

事務職だったKさん（61歳・男性）は、製造現場に配属されてから突然、全身が痛むようになりました。

「スポーツ後の筋肉痛と同じくらいひどく、力を入れると常に激しい痛みが襲います。寝返りをうつときも同じでした」

この激痛がいつまで続くかわからないと思うと、辛くなるばかりでした。こんなとき、Kさんは酵母液と出合ったのです。毎日、こつこつ500ccずつ半年ほど飲んだころです。いつも会社に着いて車から降りるとき、「よいしょ」と声を出して体を励ますように下車していたのに、その日はいつもと何か違っていました。「あれっ、と思ったら、いつも体を襲う激痛が湧いてこなかったのです。次の日も、そして、その次の日も」

それ以来、Kさんは酵母液を飲むだけでなく日常生活すべてに使うようになったそうです。洗濯に使ったり、体にスプレーしたり、シャンプー時に使ったりしました。Kさんにとっては、まさに万能の酵母液になったのです。Kさんは、「天使がくれた万能酵母液」と名付けたのです。

「6年間悩んだ線維筋痛症の痛みが5カ月で軽減、1年間で8割改善」

Hさん（61歳・女性）は6年前から全身の筋肉の痛みと硬直が徐々に起きていましたが、病院のCTやMRIなどの検査では〝異常なし〟の診断でした。しかし、全身の激痛（押圧痛）が11カ所以上あり、3カ月以上続いたため再度検査したところ、線維筋痛症と診断されました。

病院からは痛み止め剤と筋弛緩剤を処方されましたが、効果がなく、胃が痛くなったので薬はやめたそうです。それでも、子どもの教育費と家のローンがあったので仕事を続けていました。

「4年前からは右の五十肩、首、腕、背部の筋肉の硬直が起き、激痛が走って運転もできなくなることもしばしばでした。さらに視力の低下、物忘れ、意欲低下、そして、後頭部の痛みによる締め付けが涙が出るほどひどく、何をするのも鬱陶しくなって、ほとんどうつ状態だったのです。

5年間睡眠障害で夜は眠ることができず、掃除などの家事でさえすぐくたくたに疲れてしまいます」

ようやく子どもの教育費が要らなくなり、家のローンの返済も終わったのを機に、Hさんは仕事を休業して病院にかかり治療に専念しました。その後、線維筋痛症に良いと言われる健康食品を3種類ほど半年ずつ続けましたが、これといった効果がありませんでした。

そんなHさんが、「万能酵母液の作り方」講演会に参加し、「手作り万能酵母液」を1日200から300ccを1週間ほど飲んだところ、体の中から元気が突き上げてくるのを感じました。

「酵素玄米魚菜食と並行して、飲み続けていましたが、友人から〝1日500ccで痛みが取れたよ〟と言われ、私も1日500ccに増やし、生体ミネラル溶液30ccも加えて飲んだのです。そうしたら筋肉痛や関節痛が5カ月ほど経ったら見事に軽減していったのです。

80％ほど痛みが取れるのに1年かかりましたが、お金のかからない方法で治すことができたので有り難いと思っています。250万人いるという線維筋痛症で苦しんでいる方々もぜひ試してみてほしいと思っています」

と語るHさんは、とても元気で過ごされています。

コラム 「手作り万能酵母液」の作り方

ここで「手作り万能酵母液」について説明しておきます。乳酸菌は腸内の善玉菌として知られていますが、市販される乳酸菌は胃液で分解され、生きたまま腸にはあまり届かないといわれています。ところが、「手作り万能酵母液」に含まれる玄米菌は、下はマイナス40℃以下でも、上は１００℃以上でも死なずに生きている、菌の中でも飛び抜けて強力なパワーを持っています。

これが腸にまで届き、腸内でビフィズス菌などの善玉菌の餌となり、飛躍的に善玉菌を繁殖させるのです。ですから、この玄米菌が豊富な「手作り万能酵母液」は、まさしく万能の発酵飲料なのです。しかも、酵素玄米魚菜食との相乗効果は抜群で、短期間に体質改善を可能にしてくれます。

《用意するもの》

５００ccのペットボトルに以下を入れる。

☆**水**…………**２００㎖**

☆**玄米**………**20ｇ**　※水で軽く洗う

☆**加工黒糖**……**65ｇ**　※溶けやすいもの

☆**自然海塩**……**７ｇ**　※岩塩ではない

①よくふり混ぜる。発酵適温25～30℃

②30から80時間くらい放置（２日から３日）／表面に白い塊（菌コロニー）が１個で

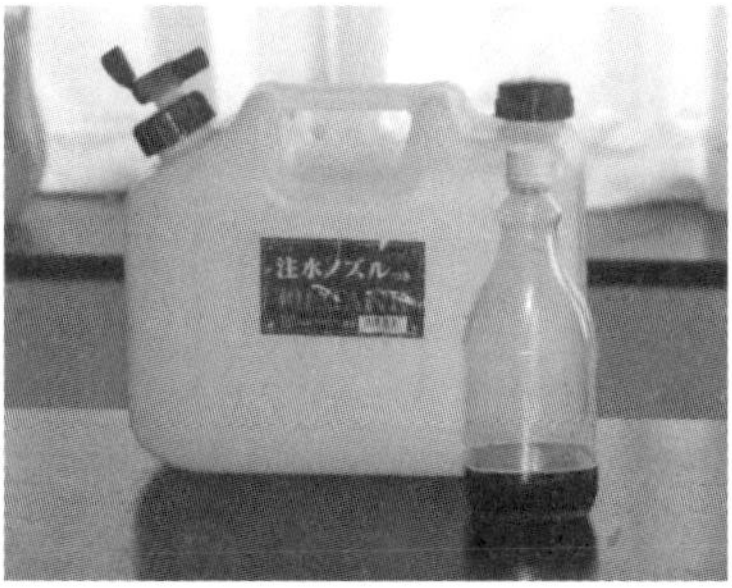

も出たら完成。

③10ℓ容器にペットボトルに作った原液を移す。玄米は洗って冷凍保存（2から3回使える）

④③に水3ℓ（13倍量）を静かに混ぜる。

⑤24時間放置（均一にするため）

⑥発酵止めのため塩水（水3ℓに塩25g）を入れる

⑦1時間放置……出来上がり。菌は100℃からマイナス40℃でも死なない。

※体調に合わせ、1日50から500cc飲む。お茶、ジュース、味噌汁類にいれてもOK！

引用／「万能酵母液の作り方」（菌活サポーター：堂園仁／ビオ・マガジン）

(二)慢性病に打ち克つ酵素玄米魚菜食のメリット

●玄米には生命機能の一切を担うビタミン・ミネラルが豊富

玄米は、お米の外についているもみ殻を除去した部分のことをいいます。白米に比べ、食物繊維が8倍、ビタミンEが1500倍も多く含まれているほか、ビタミンB群、鉄分、カルシウム、マグネシウムなどビタミン・ミネラル類が48種類も含まれています。これが玄米の第一の特徴です。

食物繊維は排便を促して便秘を解消します。同時に、余分なコレステロールや糖分、発

玄米は有効成分の宝庫

白米と比較してみれば一目瞭然

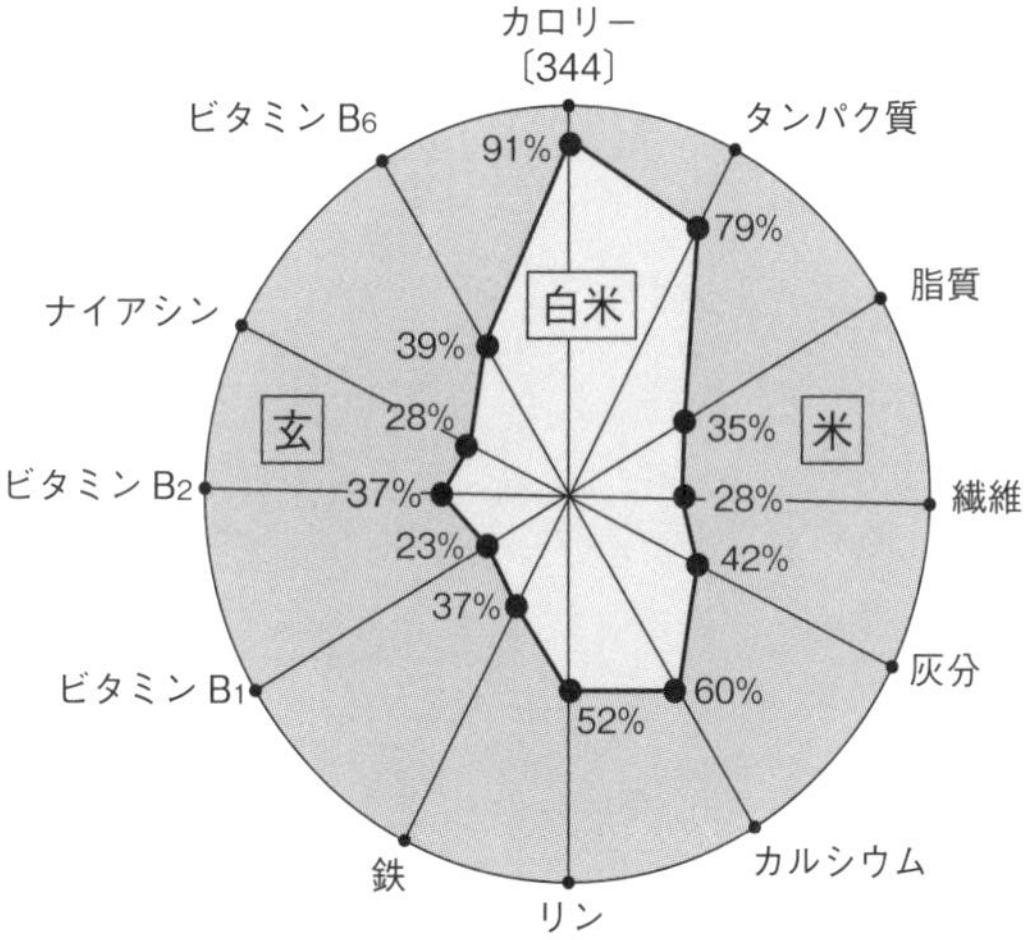

玄米と白米成分比較表

（単位・100ｇ中の㎎）

栄養素	玄米	白米	栄養素	玄米	白米
タンパク質	7190	5470	パントテン酸	1520	750
脂肪	30200	10600	ビチオン	12	5
糖質	70520	65400	葉酸	20	16
灰分	1240	340	ビタミンB6	620	37
繊維	1000	300	イノシトール	119400	10000
カルシウム	21	17	コリン	112400	59000
リン	332	186	p-アミノ安息香酸	30	14
鉄	5	1	ビタミンK	10000	1000
マグネシウム	75	60	ビタミンL	＋	－
ビタミンB1	500～120	45～0	ビタミンE	＋	－
ビタミンB2	66	33	フイチン酸	240㎎％	41㎎％
ニコチン酸	4000	1000			

ガン物質などを吸着し、排泄します。

ミネラル類は、体内における一切の生命活動を担う酵素を活性化する働きが顕著です。ですから、ミネラル不足は酵素の働きを低下させ、深刻な病を招く一因になることがわかってきています。

人体に必要不可欠なミネラル（必須ミネラル）には、より多量に必要なミネラルであるマクロミネラル（常量元素）と、微量のミネラルであるミクロミネラル（微量元素）があります。前者はカルシウム、リン、硫黄、カリウム、ナトリウム、塩素、マグネシウムの7種類です。後者は鉄、亜鉛、マンガン、銅、ニッケル、セレン、ケイ素、ヨウ素、モリブデン、スズ、バナジウム、クロム、コバルトに加え、最近ではフッ素、カドミウム、鉛なども必須ミネラルであると考えられています。

酵素だけでなく、体内でのビタミンの働きにもミネラル類の介在が必要です。また、**ミネラルの働きは骨粗しょう症や貧血の予防に繋がるだけでなく、体の発育、代謝及び生理作用のコントロールにも関与していますし**、細胞の働きを補助し、神経や筋肉機能を正常化する作用も担っているのです。

これほど大切な働きをしているミネラルは自分の体内で作ることはできないので、外部から補給しなければなりません。

【野菜、果物に含まれるミネラル類が激減】

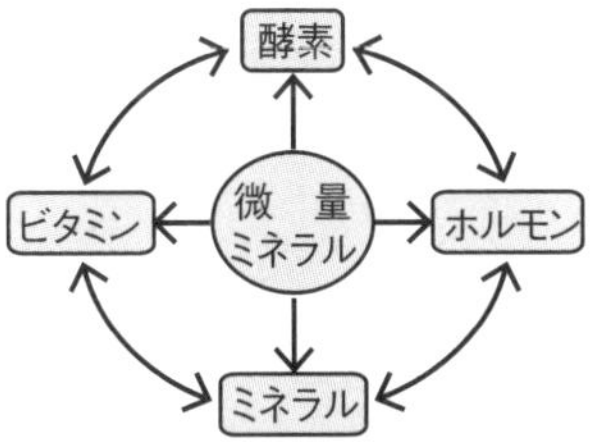

微量ミネラルは新陳代謝の中心的な役割を果たしています。ビタミンやミネラル、酵素、ホルモンなどのすべてに関係し、代謝を促進します。

ミネラルとは？

生体に欠かしてはならない金属元素のことで、生命維持するための組織的な働きをサポートする。

- 栄養素の消化、分解、吸収
- 老廃物の排泄コントロール
- ビタミン、ホルモンの生成コントロール
- エネルギー生産の際の酵素活性
- 神経伝達の調整
- 体内の体液量や酸、アルカリの調整

元　　素	水素、酸素、炭素、窒素(96%)
主要ミネラル	ナトリウム、カルシウム、リン、カリウム、硫黄、塩素、マグネシウム
微量ミネラル	クロム、マンガン、鉄、コバルト、亜鉛、銅、セレン、ヨウ素、モリブデン
必須微量元素	バナジウム、フッ素、ケイ素、ニッケル、ヒ素、スズなど

1950年(昭和25年)と2005年(平成17年)の比較

	栄養素	1950年	2005年	2005/1950
ニンジン	鉄分	2	0.2	10.0%
	ビタミンA	13500	2533	18.7%
	ビタミンC	10	4	40.0%
ほうれん草	鉄分	13	2	15.4%
	ビタミンA	8000	1166	14.5%
	ビタミンC	150	35	23.3%
トマト	鉄分	5	0.2	4.0%
	ビタミンA	52	25	50.0%
	ビタミンC	400	150	37.5%
みかん	カルシウム	29	17	58.6%
	鉄分	2	0.1	5.0%
	ビタミンA	2000	290	14.5%
	ビタミンC	40	35	87.5%
りんご	鉄分	2	0	0.0%
	ビタミンA	10	6.6	66.0%
	ビタミンC	5	4	80.0%

科学技術庁食品表より・食品100ｇ中の成分(単位mg)

私が使う「量子波測定器」でも、ほとんどの野菜・果物は、ビタミン・ミネラル不足と出ます。最近の農産物のほとんどはビニールハウスによる促成栽培が主流となっており、50年前の糞尿を使った有機農産物の栄養成分と比べると、ビタミン・ミネラルの含有量の低下は著しく、5分の1から10分の1まで低下した農産物が市場に出回っているのが実情です。

その結果、体内のミネラル成分の低下は著しく、体内酵素の働きが低下して代謝不全が起こり、ガンをはじめ糖尿病、メタボリックシンドロームなどの現代病の増加につながっています。1億半病人といわれているのはこのためです。

私は長年、前述した量子波測定器を使っていますが、ほとんどの人の血液・免疫・腸内細菌叢の測定値（87頁参照）は未病状態を示す数値である「5、6」です。ビタミン・ミネラルの項目でも「5、6」を示し、何らかの病気があると診断された人の場合は「3、4」の数値になります。このことからも現代人は未病状態も含めると、かなり深刻な状態に置かれていることがわかります。

その原因としてビタミン・ミネラルの摂取量の減少があることを考えますと、ビタミン・ミネラル不足を補うことができる酵素玄米魚菜食を中心にした食事療法の必要性がますます大きくなっていると思います。

●玄米中の胚芽がコレステロールの低下、血管障害や心臓病の予防に有効

玄米の第二の特徴は、次世代の命が集約されている胚芽が含まれていることです。この胚芽の脂肪にはリノール酸やリノレン酸など植物性不飽和脂肪酸がたっぷり含まれています。この**脂肪酸には血中のコレステロールを低下させる、動脈硬化を予防する、血管を若返らせる**といった働きがあります。

肉や卵、白米中心の食事や、白砂糖などの糖分が多い食品をたくさん摂っていると、胃腸の機能が低下し、便秘がちになって腸が腐敗することがわかっています。そこで、胚芽を摂ると、胃壁の機能が高まり、便秘や腸の腐敗が解消され、血管障害や心臓病の予防につながり、貧血にも効果的なことがわかっています。

自然医学の提唱者として世界的に著名な森下敬一医学博士も、胚芽の摂取を奨励されています。

「目下激増中の脳神経機能異常、たとえばノイローゼ、自律神経失調症、起立性調節機能障害なども、この胚芽の欠乏と関係ある。事実、これらの治療薬として使用されているビタミンB_1、オリザニン、ガンマオリザノールなどはほとんどすべて、この胚芽から抽出された薬剤なのだ。

このほか、一般作用として強肝・解毒作用もあるので、たえず公害（食品添加物、農薬、放射能その他）にさらされている現代社会においては、健康人もまた、これを愛用すべきだろう。基礎体力の増強や美肌づくりにも大いに役立つものなのである」と、その著書『浄血すればガンは治る！』（白亜書房）で述べられているほどです。

琉球大学の研究グループの発表によれば、「米ぬかに含まれる玄米特有の物質であるγ－オリザノールが、食欲を司る視床下部に働きかけることで、高脂肪食に対する嗜好性《しこうせい》が減退する」ことがわかっています。つまり、**玄米を食べるほどジャンクフードなど高カロリーな食べ物への欲求がなくなってくる**のです。

体に悪いとわかっていても、油っぽい食べ物やスナック菓子などの高脂肪食を止められない人は多いでしょう。そんな人はぜひ、主食を白米から酵素玄米に変えてみてください。γ－オリザノールにはインシュリンの分泌を促進して血糖値を下げる働きがあるという報告もあります。つまり、糖尿病およびその予備軍の方にも最適なのです。

さらに胚芽成分には、ビタミンA、B_1、B_2、B_6、B_{12}、ナイアシン、ニコチン酸、パントテン酸、プロビタミンC、ビタミンEなどが含有されています。なかでも胚芽のビタミンEは、「回春ビタミン」とも言われ、性機能を向上させる働きもあります。

このような胚芽の成分が見直され、需要が高まりつつありますが、とくに酵素玄米魚菜食は普段の食事で胚芽成分を摂るのに最適です。

●活性酸素を消去し、不眠を解消し、大脳を活性化する

現代の慢性病の8割前後は活性酸素によって引き起こされることが解明されています。この活性酸素は農薬や添加物などの化学物質が体内に蓄積した場合や、紫外線や放射線、排気ガスなどに曝されたときにも大発生することがわかっています。

活性酸素は本来、体外から侵入したウイルスやバクテリアなどを殺菌する働きをしますが、過剰に発生した場合は、健康な細胞も損傷し、さまざまな症状を引き起こすデメリットも持っています。ですから、この**過剰な活性酸素を取り除くことが、ガンや糖尿病、高血圧、心筋梗塞、脳血栓などの生活習慣病を防ぎ、健康を回復するために不可欠なのです。**

玄米中にはビタミンAやビタミンE、パントテン酸などの抗酸化成分が豊富に含有されているので、玄米は活性酸素を取り除くためにも有効です。

さらに、天然アミノ酸の一つで神経伝達物質であるGABA（γ－アミノ酪酸）が豊富に含まれるのも玄米の大きな特徴です。**GABAは脳内で興奮をもたらすドーパミンの働きを抑え精神的な安定をもたらします。**ところが不足すると、精神的な緊張状態をもたら

【暮らしの周りに溢れている活性酸素の発生源】

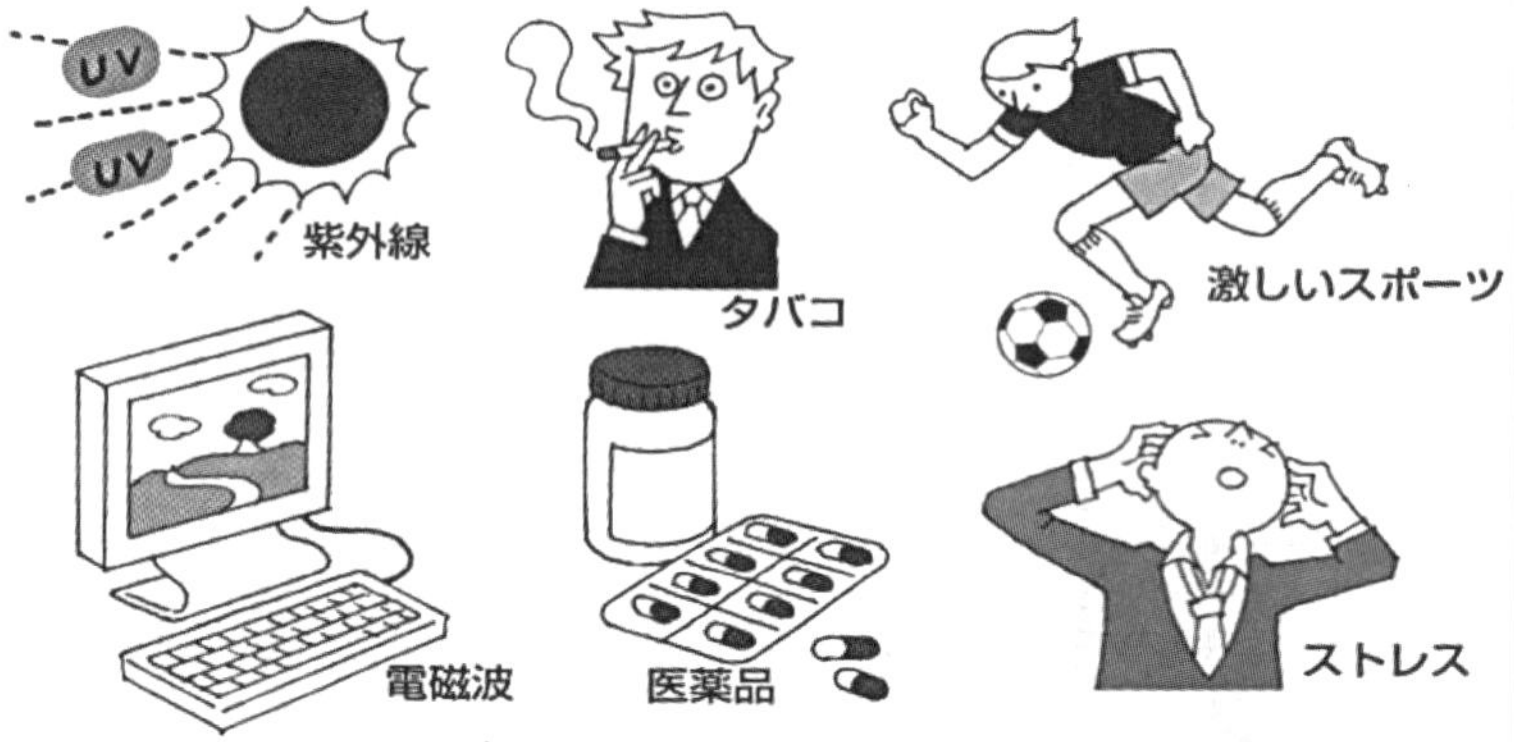
UV
UV
紫外線
タバコ
激しいスポーツ
電磁波
医薬品
ストレス

活性酸素は、普通の呼吸でも発生するほか、紫外線や大気汚染などさまざまな条件のもとでも発生。その他にも、激しいスポーツ、タバコ（喫煙・受動喫煙）、家電製品その他から出ている電磁波、医薬品、ストレス、食品添加物の多い加工食品などによっても発生している

し、イライラやうつなどの原因のひとつにもなりますから、とくに現代人には必須の栄養素なのです。

ここでＧＡＢＡの主な働きをまとめておきます。

【抗ストレス作用】 興奮や神経の高ぶりを抑えて緊張状態を緩和し、ストレスを軽減する働きが確認されています。疲労感の軽減と作業効率の向上作用もあります。

【安眠・熟睡作用】 神経が興奮すると眠れなくなりますが、ＧＡＢＡは興奮性神経伝達物質を抑制しますので、不眠解消、熟睡効果もあります。

【血圧降下作用】 体内に吸収されると、血圧を上げるノルアドレナリンの分泌を抑えるとともに、腎臓の働きを活発にして塩分の排出を促すので、血圧を下げる効果があります。

【コレステロールや中性脂肪を抑制】 腎臓や肝臓などの内臓の働きを高めて、血中のコレステロールや中性脂肪を調整する働きがあります。

【脳細胞の活性化作用】 内臓だけでなく脳内の血流も活発にする働きがあります。それによって脳細胞の代謝機能が上がり、活性化されるので、記憶力や学習能力の向上、アルツハイマー病の予防や改善に効果があることが報告されています。

GABAの適切な摂取量は、1日10から50ミリグラムとされていますが、外食中心だったり、疲労やストレスを多く感じている人は、1日50から100ミリグラム以上の摂取が必要とされています。

GABAはトマト、じゃがいも、ナス、かぼちゃ、キャベツ、ブドウ、ミカンなどにも含まれていますが、玄米から摂るのが効果的ですし、総合栄養的な観点から酵素玄米魚菜食として摂ることがもっともおすすめです。

ダイオキシンの吸着・排泄効果も

ダイオキシンは、体内の脂肪組織に蓄積され、肝臓障害などを引き起こします。この**ダ**

イオキシンの体外排除効果について、玄米中のヌカがいちばん有効であることが福岡県保健環境研究所の森田邦正氏のグループが行なったラットの実験で明らかになっています。ヌカに豊富に含まれる食物繊維とフィチン酸の相乗効果でダイオキシンの排泄が促されることがわかったのです。

体内に入ったダイオキシンは排泄されにくいのですが、**玄米中の不溶性食物繊維が腸を刺激して排便を促します。このとき、ダイオキシンはもちろん、その他の食品添加物や有害化学物質も食物繊維に吸着されて排泄される**わけです。

そうして体内のゴミを掃除してくれますが、便秘解消の効果もあるわけです。玄米を食べていた人がヒ素ミルク中毒や水俣病の発症から免れたり軽くてすんだとか、戦前では赤痢やコレラなどの発症から免れたり軽くてすんだという報告が多数あります。これらは、玄米のもつ解毒・排泄作用によるものだったのです。

フィチン酸（ＩＰ６とも呼ばれる）は有害物質を排泄する作用がありますが、最新の研究ではガン予防、心臓疾患、動脈硬化、高脂血症、糖尿病、精神疾患などの改善、予防効果をもつことが判明しています。

こうしたフィチン酸と食物繊維の相乗効果を発揮する玄米をさらに発酵させて食べるのが酵素玄米魚菜食です。化学物質の解毒排泄効果のほか、生活習慣病やガンなどの改善、予防も期待できるでしょう。

農薬や食品添加物の体内蓄積は、最近の研究によれば年間8キログラムと推算されています。こんなに有害物質が体内に蓄積したのでは、肝臓は休む暇もありません。肝臓は毒物の分解で手一杯となり、栄養素や酵素の産生のために十分働くことができなくなります。

何らかの方法で体内の有害物質を解毒、排泄することが必須です。食物繊維とフィチン酸が豊富に含まれている**酵素玄米を続けて摂っていると、ほとんどの方が「お腹がスッキリした」「体が軽くなった」と感じますが、それは体内に蓄積した有害物質が解毒、排泄されたためなのです。**

●黒豆と小豆を入れることで筋肉量低下を防ぎ、体脂肪を減らせる

私は、じつは酵素玄米を炊くとき黒豆と小豆を加えています。黒豆と小豆にはアミノ酸とポリフェノールが豊富に含まれているからです。

誰でも中年になると皮下脂肪がつき、「中年太り」になりやすいのですが、それは筋肉量が減って基礎代謝が下がり、体脂肪が増えるからです。ですから、体脂肪を溜めないためには加齢とともに減少する筋肉量を増やす必要があります。その筋肉作りに不可欠なのがアミノ酸です。

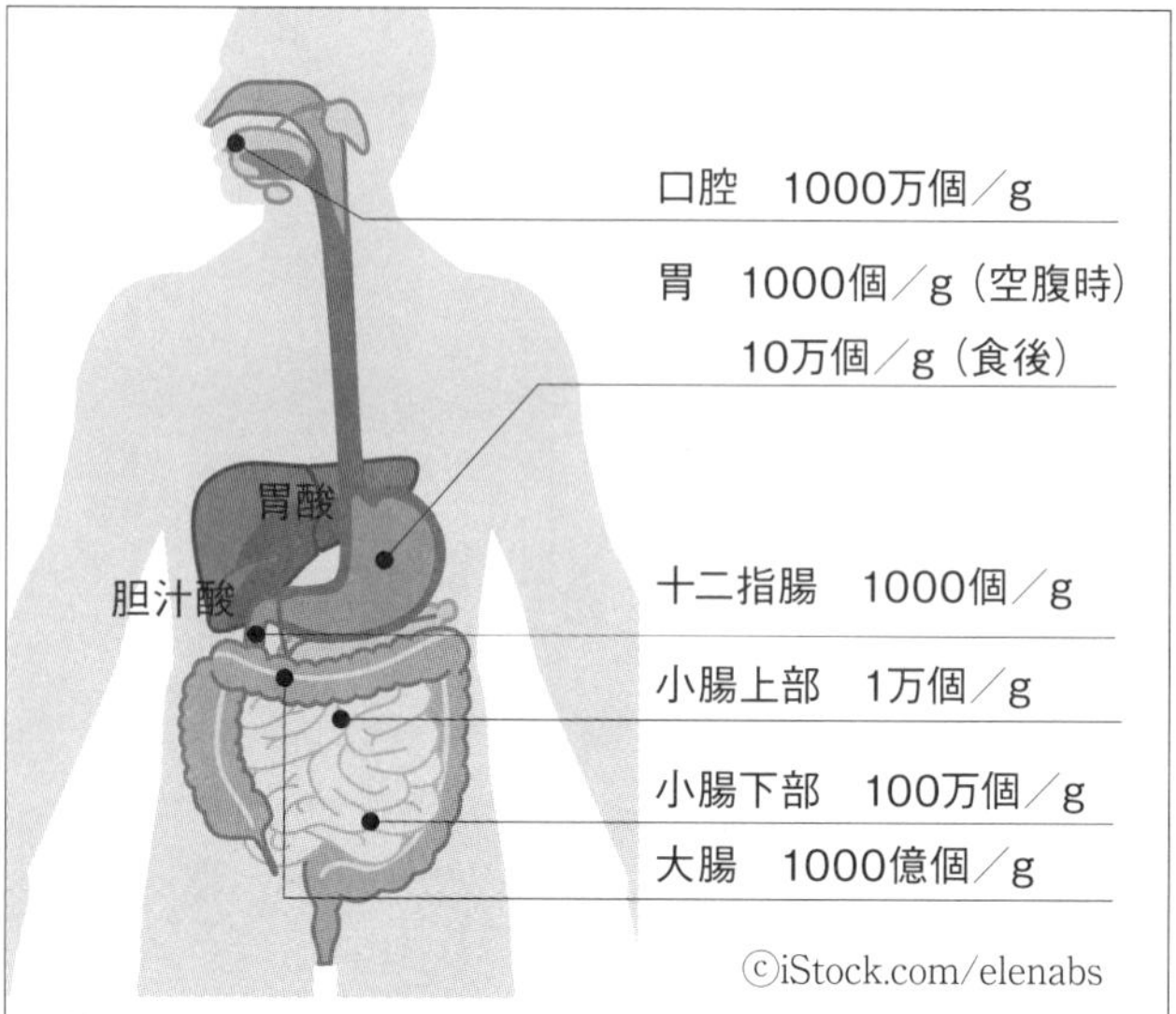

体内に棲息する菌の数

酵素玄米に交ぜる黒豆にはアミノ酸が多く含まれていますが、体内で合成されない必須アミノ酸も多く含有されています。そのため、筋肉量の低下を防いで体脂肪を減らすのに有効なのです。

また、**アミノ酸には血流をよくする働きがあり、その血行促進作用により、デトックス作用や美肌効果、冷え性の改善効果などが期待できます。**アミノ酸は肌のハリに欠かせないコラーゲンを作る元にもなっています。

黒豆にはポリフェノールのほかイソフラボンも豊富です。ポリフェノールは抗酸化物質で、老化を予防し、若返りを促します。イソフラボンは女性ホルモンの「エストロゲン」と似た働きをします。女性の場合、40代後半くらいからエストロゲンが減少し、ホルモンバランスが乱れるために、更年期障害や骨粗しょう症などが起こります。このとき、イソフラボンを摂ると、そうした症状の予防改善に役立ちます。

後述しますハーブの王様とされるショウガ料理と一緒に食べれば、更年期障害や偏頭痛、生理痛の緩和も期待できます。

小豆にも、黒豆と同じようにアミノ酸とポリフェノールが豊富に含まれています。さらに食物繊維も豊富なので善玉菌優位の腸内細菌叢を形成したり、便秘解消効果を高めてくれます。

ダイエット時の主食を酵素玄米にすれば、体脂肪を減らせるだけでなく、美肌効果や若返り効果も期待できますから、ぜひ取り入れてみてください。

●納豆との組み合わせは世界最強の動脈硬化症の予防食品だ

納豆は臭いから嫌いと言う方がいらっしゃるかもしれませんが、**納豆のネバネバ成分には「ナットウキナーゼ」という、世界最強の血栓溶解作用をもつ成分が含有されています。**血栓が溶け、血流が改善されれば、動脈硬化を予防でき、高血圧を防ぐことができます。脳梗塞や心筋梗塞は月曜日の朝方発症するケースが多いので、土曜日や日曜日の夕食に納豆を摂っておくと、この症状の予防に役立つでしょう。

納豆にはカルシウムも豊富です。この納豆を常食にすれば、骨粗しょう症の予防にもつ

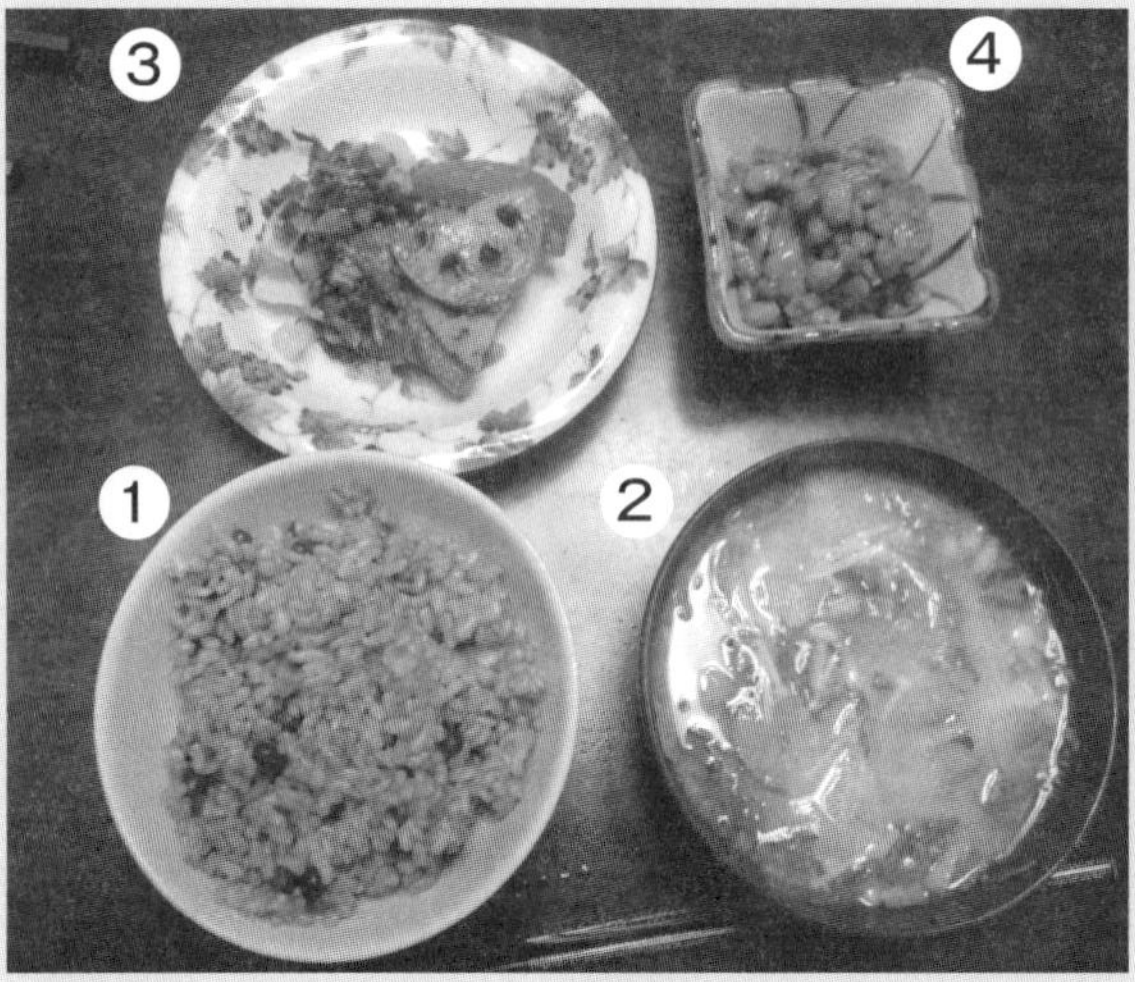

①黒豆・小豆入り酵素玄米
②味噌汁（大根、人参、厚揚げ豆腐、小松菜）
③小松菜ごま油炒め、レンコン、人参のごま油炒め
④納豆（ネギ入り）

カラーページ
P22
も参照

酵素玄米魚菜食に具沢山味噌汁、納豆の組み合わせは脳梗塞を予防する

ながります。

病院に心筋梗塞で緊急入院すると、馬の尿由来の「ウロキナーゼ」を血栓溶解剤として点滴注射されます。

20年ほど前、千葉大学で心筋梗塞の患者さんにウロキナーゼを使ったグループと、納豆40グラムを毎夜食べるグループに分け、臨床試験が行なわれました。その結果、ウロキナーゼもナットウキナーゼも同じく心筋梗塞を改善できたことが報告されました。違いはウロキナーゼの持続時間は少なく、常時点滴する必要があるのに対し、ナットウキナーゼは一晩中効果を発揮したことです。

ウロキナーゼは1リットル20万円くらいしますが、**納豆は3パックセットが100円前後で買えますので、納豆は20万円相当の価値**

●酵素玄米魚菜食の朝食・昼食・夕食

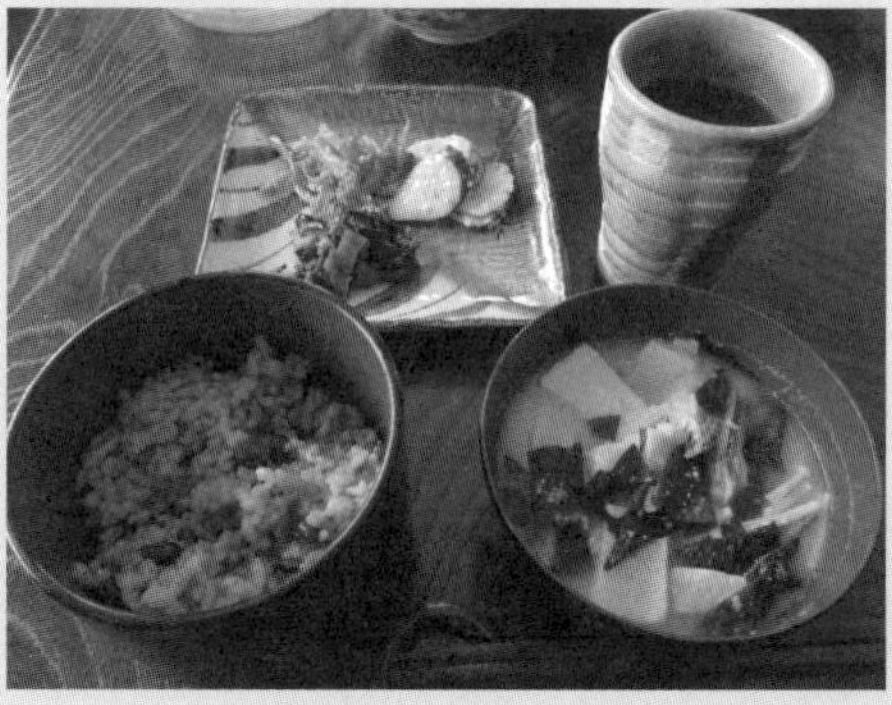

朝 食

カラーページ
P23
も参照

黒豆小豆入り酵素玄米と具沢山味噌汁（高野豆腐、エノキ茸、ワカメ、イリコ出汁）胡瓜の味噌和え、人参の塩麹和え（砂糖不使用で醤油）と高菜漬け、黒豆入り麦茶。

昼 食

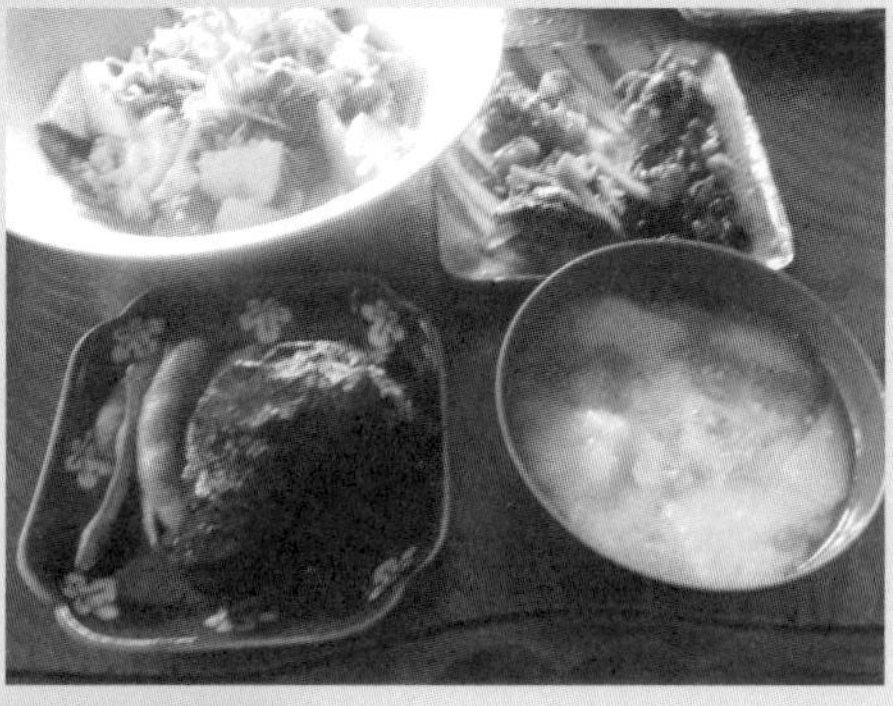

酵素玄米お握りと枝豆、具沢山味噌汁（高野豆腐、小松菜、揚げ、白味噌使用）、小松菜と揚げ豆腐の胡麻油炒め和え物、キャベツとリンゴ、胡瓜の亜麻仁油サラダ。

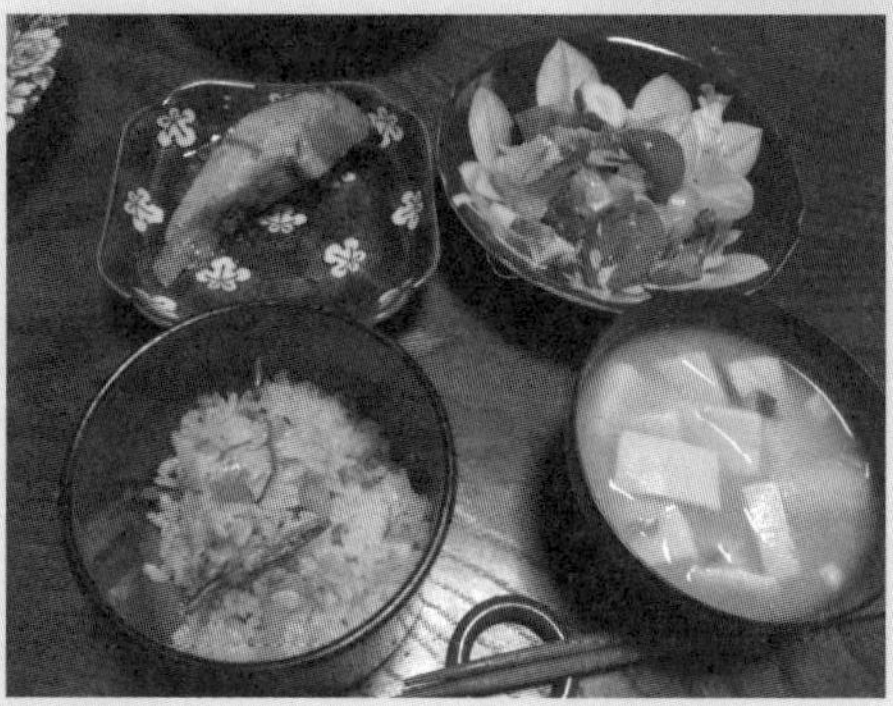

夕 食

人参とイリコ入り五分づき米炊き込みご飯、具沢山味噌汁（豆腐、揚げ、ネギ、白味噌使用）、トマト、レタス、胡瓜の亜麻仁油サラダ、塩鮭。

があるということです。

酵素玄米魚菜食と具沢山味噌汁と納豆の組み合わせは、万病を改善する最強の完全栄養食と言えるでしょう。

●女性に多い便秘を短期間に解消できる

酵素玄米魚菜食が女性の悩みの一つである便秘解消に有効であることは、これまで述べてきたとおりですが、ここでもう少し便秘について述べることにします。

便秘は吹き出物やニキビの原因になりますが、放っておくと大腸ガンになる恐れもあります。

便秘になると胃や十二指腸に食物が残り、みぞおちの下にある臓器にガスや便が溜まり、腹痛や腹部膨満の原因にもなります。「たかが便秘と思っている」と大変なことになる場合もあるので、注意が必要です。

排便は、自分では出ているつもりでも、じつは十分に出ていないことがあります。これを「隠れ便秘」といいます。**「食欲はあるけれど、下っ腹が張る」「生理痛がある」「肌荒れがひどい」「足が冷える」「肩こりや頭痛がひどい」といった症状は隠れ便秘の可能性があります。**

日ごろから便を観察すると健康状態がつかめる

タイプ	コロコロウンチ	やや固めウンチ	バナナウンチ	柔らかめウンチ	水っぽいウンチ
特徴	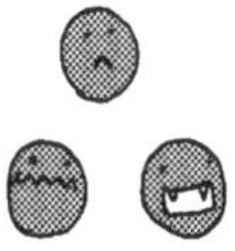 ツンと鼻をつく悪臭で、褐色または黒褐色	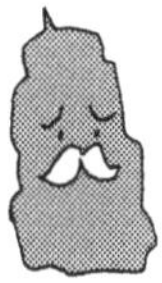 脂っぽい臭い。割れ目があり、茶～褐色	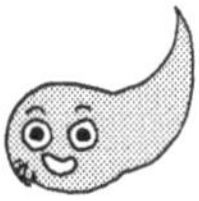 硬めのソフトクリーム状で、黄金～薄褐色	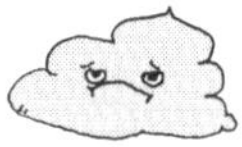 脂っぽいかすっぱい悪臭で、褐色～黒褐色	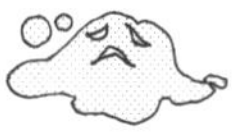 すっぱいか苦い悪臭で、未消化の食物が混じる
どんな人？	緊張が強い。水分や野菜摂取が少ない。朝食を抜くことがある。冷え性、運動不足	左とほぼ同じ	水分や野菜、発酵食品をよくとり、適度な運動をしている。若々しく見える	お酒をよく飲みストレスが多い。加工食品や小麦製品、動物性脂肪を好み、食物をよく噛まない	入浴はシャワーのみで薄着が多く小食。無理なダイエットなど。病気の恐れも

排便は回数よりも量が大事です。よく「バナナ大のウンチ1本がいいウンチ」と言われます。バナナの長さは20センチほどですが、これでは足りないのです。驚くかもしれませんが、腸が健康で、きちんとご飯を食べていれば、バナナ2本分くらいは出るのが理想的なのです。

便の量は、そのまま腸内細菌の量に比例しますので、バナナ1本分の人は、腸内細菌が少なく、隠れ便秘の可能性が高いといえます。

さらに便は出る量だけでなく、硬さや色も大切です。硬めのソフトクリーム状で、黄色から薄褐色が理想的です。硬かったり、やわらかすぎて水っぽかったりするウンチが出たら、腸内は悪玉菌が優勢というサインです。

今は、子どもたちの便秘も増えていますの

で、親が食事についてしっかり学ぶ必要があると思います。

私はこれまで多くの便秘を食事療法で改善させていますが、便秘を解消し、理想的なウンチにする秘訣は４つです。

①酵素玄米を摂る。
②発酵食品を摂る。
③野菜や果物ジュースを飲む。
④良質な水を飲む。

●酵素玄米は誰でも簡単に作れる

ここまで酵素玄米魚菜食について説明してきましたが、玄米だから炊くには長時間水に浸けておかなければならないし、圧力鍋や土鍋が必要で面倒くさいとは思われていませんか。

でも、そんなことはまったくありません。**お手持ちの炊飯ジャーに玄米と黒豆と小豆を入れ、水を深めに入れてスイッチオンするだけです。**炊き上がってから３日間炊飯ジャーを保温しておくだけで、酵素玄米の出来上がりです。

誰でもできる『酵素玄米』の作り方

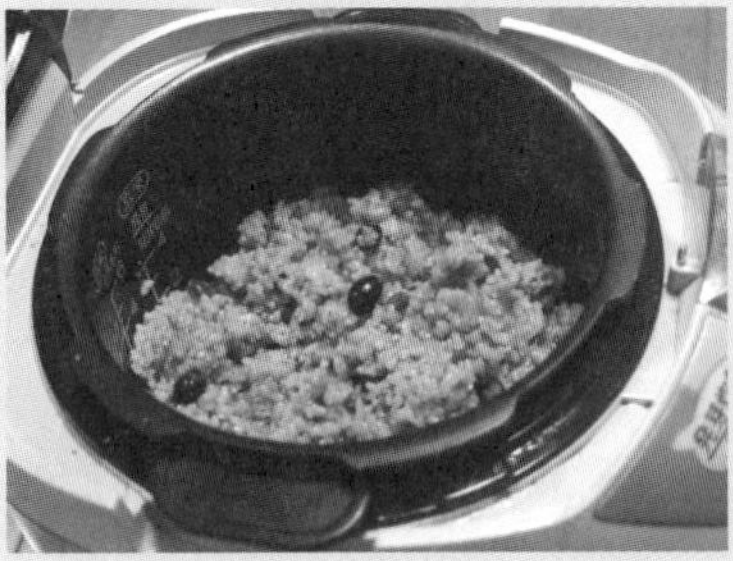

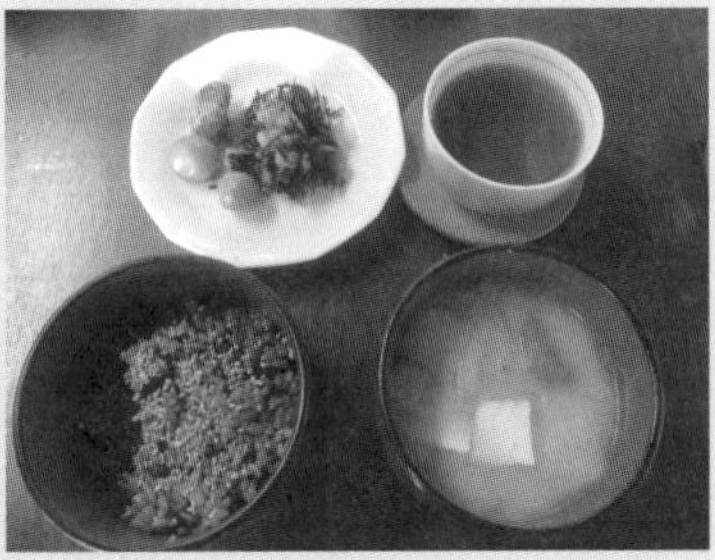

●炊き方のポイント（普通の炊飯器でもＯＫ！）

①玄米（できれば有機産）と黒豆、小豆をボウルに入れ、浮いてきたもみ殻などを流し、水を換えてよくかき混ぜて洗う。

②炊飯器に①を移して水量（白米の炊飯時の1.2倍〜1.5倍）を調整し、天日塩（1合に1ｇの割合）を入れて浸水させ、スイッチＯＮ。玄米モードのある炊飯器の場合は、水は「玄米」の水位より若干多めに入れる。水に浸しておく場合は1〜6時間ですが、夏は傷まないよう早めに炊くとよいでしょう。

③炊き上がったら必ず、しゃもじで底からかき混ぜ、そのまま保温します。

【注】・1日1回は上下をひっくり返すように混ぜてください。
・保温するとき乾燥してきたら、水を少し入れてかき混ぜておいてください。
・雑菌が繁殖しないように炊飯器やしゃもじは清潔に取り扱ってください。
・水に浸しておく時間は使う炊飯器によって違うので、好みに合わせて調整してください（圧力鍋なら、より美味しく炊けると思います）。
・私の場合は、わが家で普通に栽培した玄米を使うので、生体ミネラル溶液を加えた水に20分ほど浸して農薬を分解してから炊いています。

④食感は、1日目は赤飯のような食感で、その後2日目、3日目と発酵が進み甘味が増していきモチモチ感もアップしていきます。4日目には栄養分がさらに増し、甘味も増して美味しくなります。1週間で食べきるようにし、もし残ったら冷凍保存しておくこともできます。

カラーページ P24 も参照

これだけで、普通のご飯と同じ感覚で食べられますし、消化吸収がよくなります。出来上がったらそのまま保温しておけば、1週間くらい置いても腐りはしません。ぜひ、実行してみてください。

こんな人にもおすすめです。

◎ダイエットに成功したことがない
◎玄米を美味しく食べたことがない
◎便秘や冷え性に悩んでいる
◎健康的な体づくりをしたい
◎ダイエットしたいが食事制限も運動も難しい

《注意》

- 食べすぎると、減量効果は期待できません。腹八分がベスト。
- 減量効果は1週間目くらいから体感できます。
- 保温期間中の衛生管理は要注意。雑菌の繁殖には注意が必要です。保温中に変な臭いがしたら、炊飯器と中ふたをよく洗い、清潔にしてからもう一度、やり直してください。
- 一回炊くごとに炊飯器をよく洗いましょう。

・玄米メニューのある炊飯器や「自動発芽炊飯器」を使うと便利です。

㈢酵素玄米魚菜食は無理のないダイエットにも最適

●中高年のダイエットにもぴったり

メタボ対策として、ダイエットやファスティング、一日一食健康法などが脚光を浴びています。それぞれに効果は期待できるでしょうが、**中高年の場合は、減量が成功しても皮膚がシワになってかえって老けて見えてしまう**こともあります。

若いときは痩せていた人でも、たいていの人が中年を過ぎると太ってくるものです。これは、年齢とともに体の代謝が低下する一方、運動量が減ることが大きく影響しています。誰でもお腹がポッコリ出てくれば自分の体の変化が気になります。見た目だけでなく、健康面でも不安になり、なんとかして体重を落としたいと考えるようになります。しかし、中高年になってからの無理なダイエットは注意が必要です。

外見ですぐわかるのは、減量に成功しても皮膚が体の痩せ方についていけず、皮が余ってしまい、シワやたるみになることです。実年齢より老けて見えてしまいます。とくに若

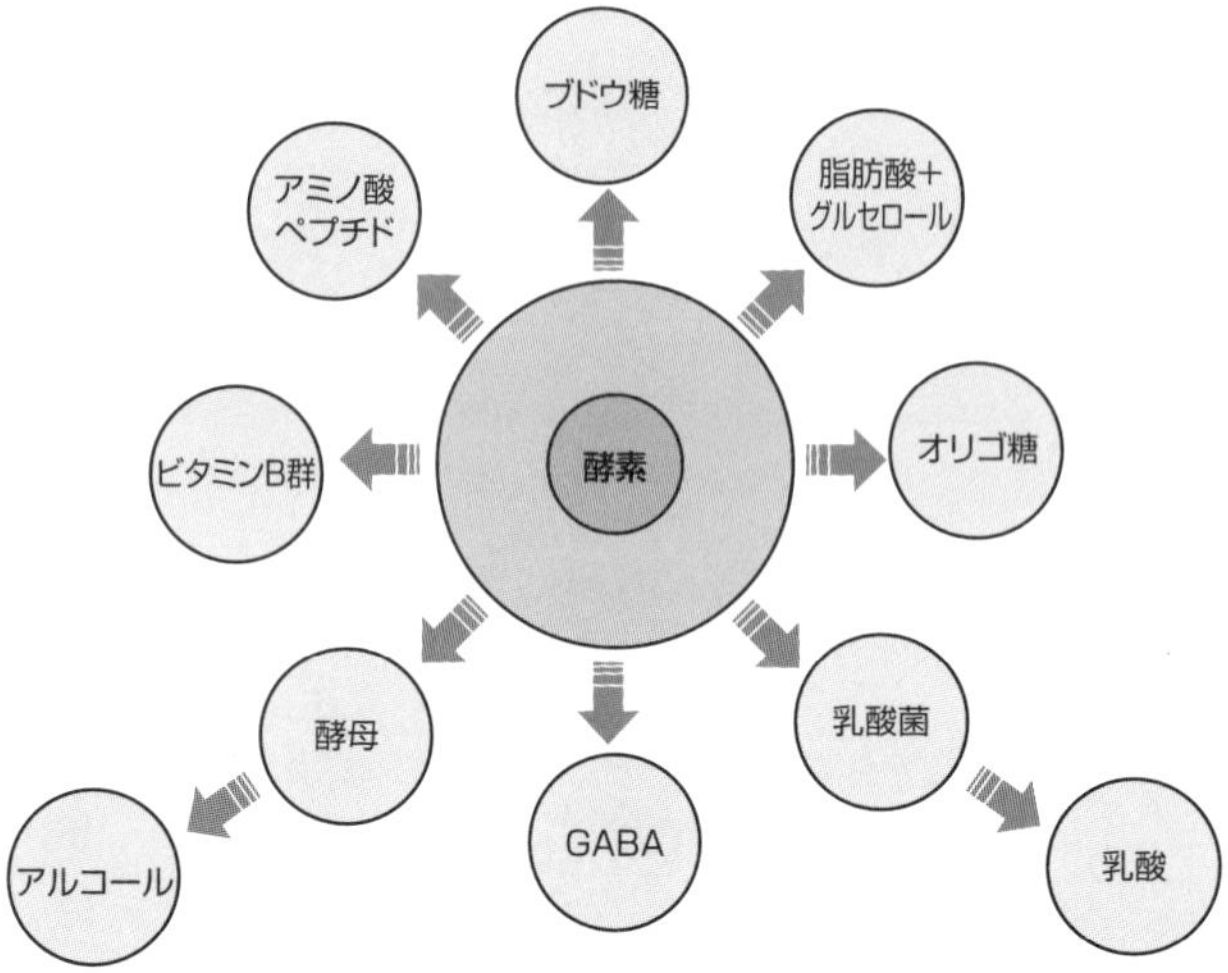

玄米を発酵させると酵素の力で栄養が豊富になる

い人がやるような極端に食事を減らすダイエットは、中高年の人には決してすすめられません。体重は減っても、栄養が不足して筋肉量が減り、皮膚だけでなく全体的にハリのない体になってしまいます。

　ですから、中高年になってからのダイエットは、かえって老化を促進してしまう原因になることもあるのです。

　それでは中高年の人が美しさと若さを保ちながらダイエットするにはどうしたらいいのでしょうか。**いちばんいい方法は、きちんと栄養を摂りながら、体の代謝を上げていくことです。**

　私は、若い人にも同様の指導をしています。若い人の体は、今から結婚と出産を控えている大切な時期にあります。ところが、ダイエットする必要がない人が瘦せたがったり、その必要がある人がダイエットしていなかったりするのが現実です。

じつは私も、ダイエットを希望している人たち20名ほどに、耳つぼ療法と補助食品で瘦せるプログラムを3カ月間行なう指導をしたことがあります。その1年後、2年後に再会すると、皆さん、リバウンドされていたのです。

そのことがあってから、この方法は適切ではないことがわかりました。その後、三食とも酵素玄米魚菜食を食べるダイエット法に切り替えました。これが一番、お金がかからず、健康的なダイエットを実現できます。

●ダイエットは楽しく食べるのが基本

前述したように、玄米にはビタミンやミネラルのほか、食物繊維が豊富に含まれていますし、咀嚼する回数が増えて唾液が出るので消化、吸収もよくなります。ところが、玄米食は100回以上嚙まないと消化されにくいという難点があります。

しかし、本書で紹介している**酵素玄米食は発酵し、柔らかくなっているので、普通に嚙むだけで消化し、美味しく食べられます。**

酵素玄米魚菜食を始めて3カ月くらいで6キロから15キロ前後減量できる人たちも出て

います。その後も、楽しく食べ続けられるので、リバウンドが起きることは少なく、生活習慣病対策にもなるので、健康的なダイエットができるのです。

私は若いころからカロリー計算とバランスのよい栄養学を考慮した食生活を心がけていました。毎日、肉と魚、卵、牛乳、乳製品など30品目の食材は必ず摂り、野菜も豊富に摂ることを心がけていました。それもあって、血液検査では白血球、赤血球、リンパ球の数字は異常がなく、すべて正常値でした。

ところが、量子波測定器で血液値を測ると、量子波エネルギー値が「5、6」と未病に近い状態でした。ビタミン・ミネラル値も「5、6」台で私は、たいへんショックを受けたのです。この状態ですと、いずれ未病から生活習慣病に発展します。その後、酵素玄米魚菜食を楽しく食べるようになってからは、良い数値になっています。

●脳と舌が正常化すると、お菓子や甘いものを食べなくなる

私のところでダイエットに成功したお嬢さんたちは、最初、仕事帰りにレジ袋にいっぱいお菓子を買って食べていた人が多いのですが、**酵素玄米魚菜食にしてからは、栄養が満たされ脳が正常化して、菓子パンやスナック菓子などは欲しくなくなった**と言われます。

メタボ症候群の改善のためにダイエットを希望し、生活習慣病をなくしたいという希望

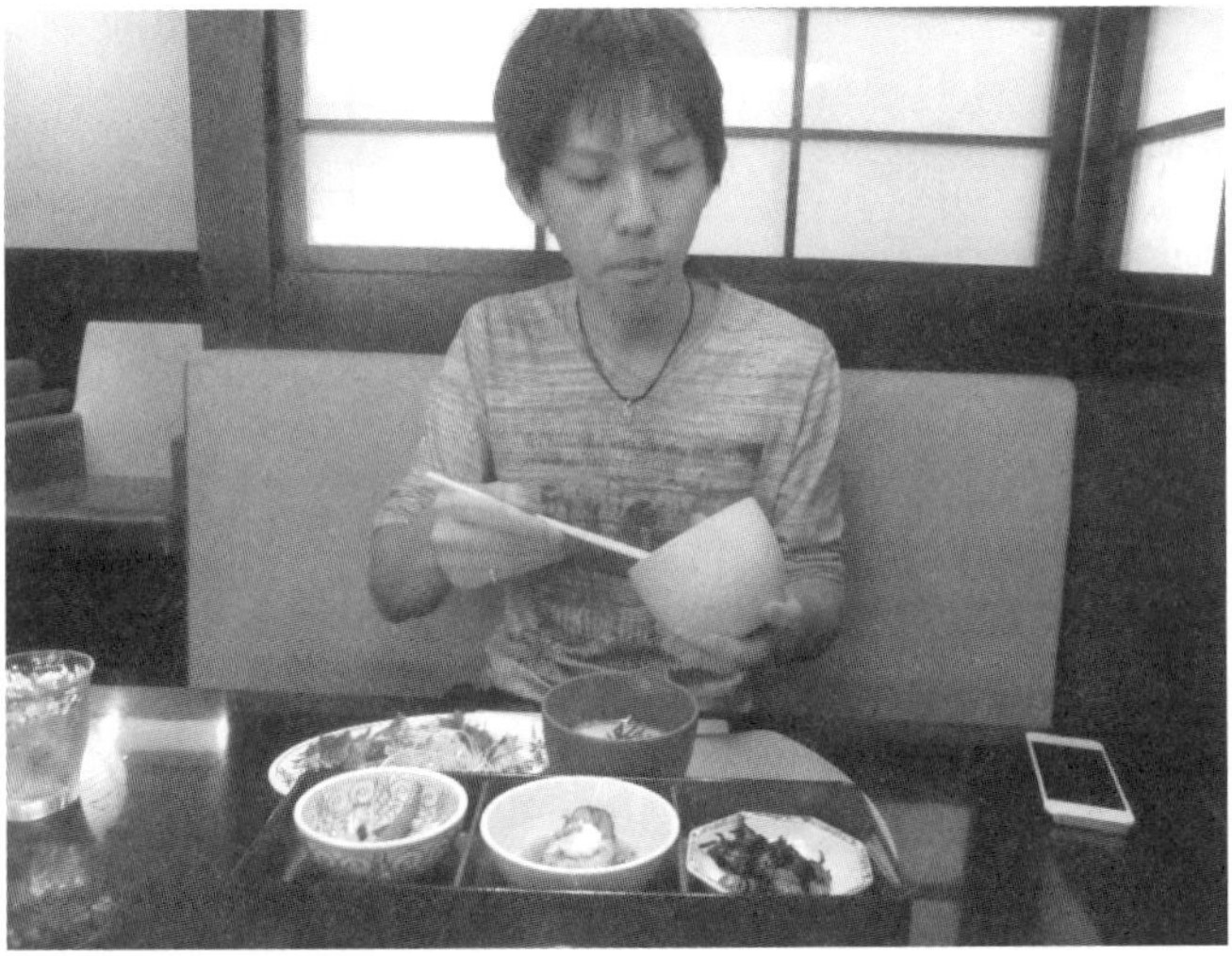

幼児期から正しい食事を心がけると体に良いものを自然に食べるようになる

で食事療法を始めた65歳の男性は、仕事先で食べる食事も変わり、3カ月で11キロの減量に成功しました。

　私の子どもたちは今3人とも東京で暮らしていますが、酵素玄米魚菜食を続けていたため、どうしてもコンビニ食や外食が合わないと言って、自炊をしています。「自炊できないときは朝食にパンと豆乳やジュースを飲んだときもあるけど、続けられなくなり、パン食も食べられなくなった」と言っています。

　私が東京へ上京する子どもたちに伝えたことは、**「必ず1日に1回は味噌汁を具沢山で作って食べる」、「パンよりもご飯を食べる。酵素玄米が難しければ、白米に麦や雑穀を入れて炊くようにする」**ということでした。子どもたちは玄米を炊いて食べることも多いようです。

放射能汚染のことも気をつけて味噌汁を飲むようにと伝えています。味噌汁は、放射能汚染を免れる唯一の簡単な予防法だからです。

3人とも、食生活はきちんとして育ててきましたので太る体質ではありません。お陰様でわが家は皆、スマートです。

それよりも、子どものときからきちんとした食生活をすると、味覚的にも正しいものを選択できる舌になります。大人になっても体に良い食べ物を好んで食べる習慣が身につきます。

●自分なりに工夫し、美味しく楽しく食べましょう

すでに述べたように、ダイエットする場合は美味しく楽しく食べることが秘訣です。そうでないと長く続かないからです。酵素玄米魚菜食についていえば、必ずしも1日3食に拘って食べなくてはならないということはありません。あまり食欲がないときは1日2食でもかまわないのです。

その代わりに、後述する甘酒を飲んだり、「野菜果物ジュース」を飲んでもかまいません。

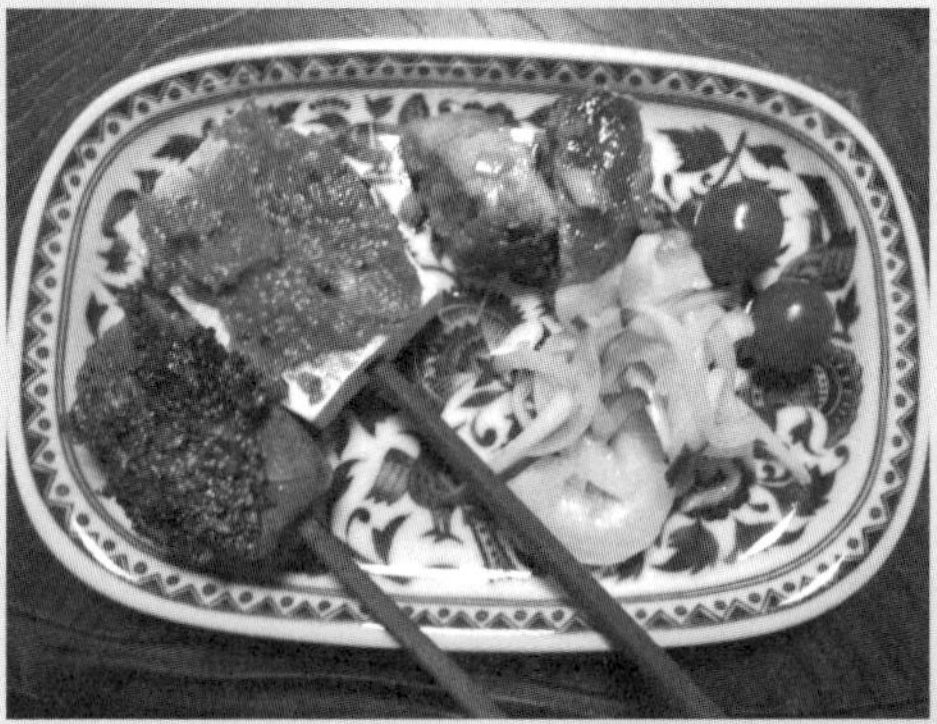

豆腐とコンニャク、ゴマデンガク味噌、酢玉葱とキュウリの和え物、鰹のタタキネギショウガ醤油とゴマ油和え、トマト

カラーページ
P25
も参照

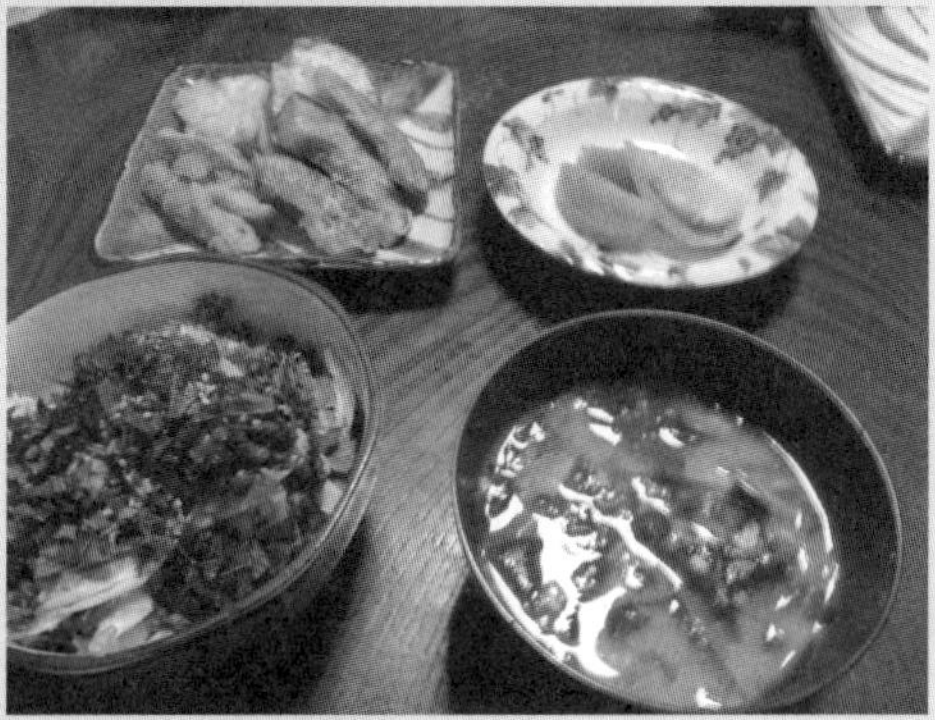

酵素玄米に焼き塩サバほぐしをのせ、シソを千切りにして胡麻と天然塩で味付け。カボチャとピーマン、ナス、シソのプレート焼き（天ぷら）。トマト、具沢山味噌汁（エノキ茸、シメジ、ナス、揚げ）

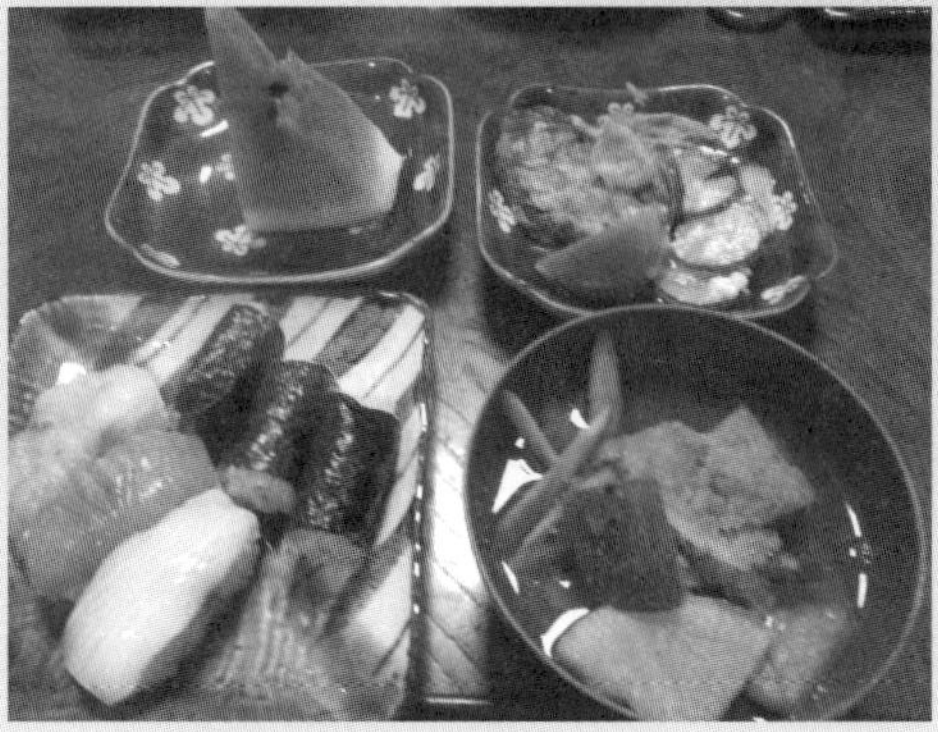

寿司、雑穀米の納豆海苔巻き、具沢山醤油けんちん汁（カボチャ、ゴボウ、人参、サトイモ）、キュウリの塩麹和えとナスのプレート焼き、スイカ

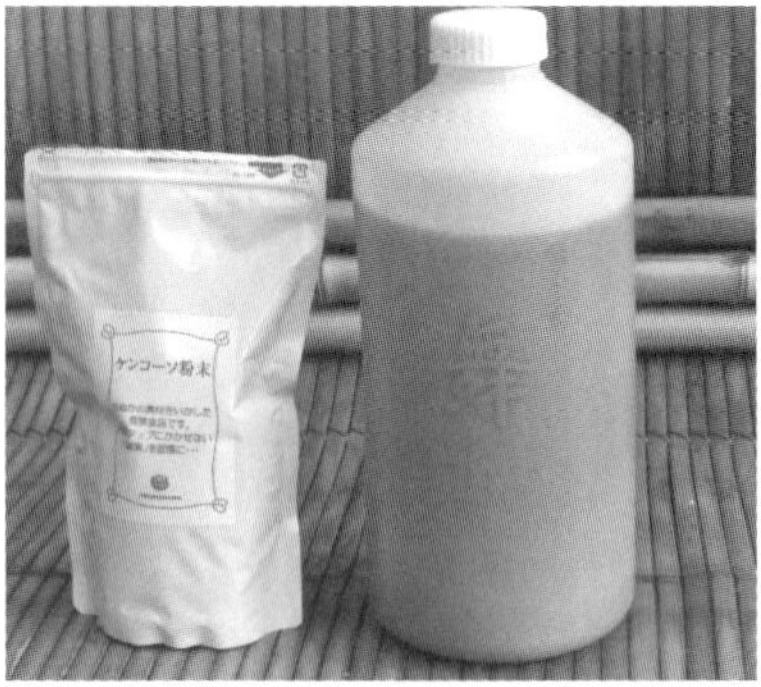

「酵素ぬか粉」と「酵素蜜」も効果的

寿司やいなり寿司、ソーメン、そば、うどんなどにしても良いでしょう。そうめんのときは、市販されている「酵素ぬか」や「生体ミネラル溶液」を酢・ゴマ油に入れてタレを作っておき、そこに生姜やネギ、ミョウガなどを加えてつけ出すと、非常に喜ばれます。

外出する場合、「玄米の酵素ぬか粉」などを小分けして持って行き、お水を飲むときに一緒に摂れば、酵素玄米を食べたような効果が得られます。

酵素玄米魚菜食をベースにした食事を基本にして、あとは楽しく美味しく食べられる工夫をどんどん取り入れてみてください。

コラム 「野菜果物ジュースは植物栄養素がイッパイ」

ご存じのようにメキシコのガン治療専門のゲルソン病院でもメインの養生法で、国内でもガン治療で実績のある医療機関では、ほとんどこの野菜・果物ジュースが使われています。

野菜果物には、ビタミン・ミネラルが豊富な他、ファイトケミカルと呼ばれる多くの抗酸化成分が含まれ、酵素も豊富に含んでいます。

市販の野菜果物ジュース類は、加熱処理が義務づけされていますので、熱に弱い酵素が破壊され、栄養素も損なわれています。

したがって、無農薬の野菜果物を購入、低温圧搾機で手作りするジュースが最も理想的です。

薬効の高い野菜だけでは、飽きてしまいますので、バナナやリンゴ、パイナップルなども使い、味つけするのがコツです。

無農薬野菜・果物が入手できない場合は、前述した生体ミネラル溶液をボールの水に数滴、垂らし、15から20分前後つけ置きします。

農薬が除去され、エグ味が消え、美味しい野菜・果物となります。

朝食・昼食代わりに飲んでも良いでしょう。豊富な食物繊維が体内に蓄積した有害化学物質を吸着、排泄してくれます。ガンの代替療法では必須の食養生と言えます。

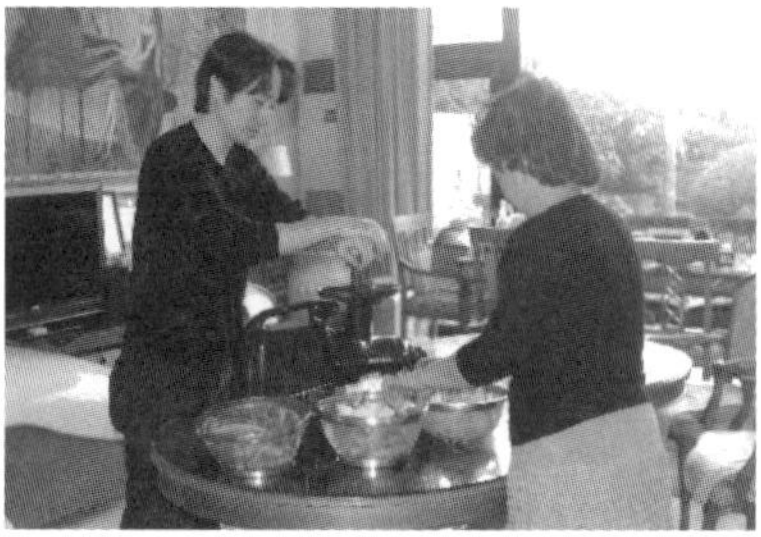

都内でも治癒率が高いことで知られる
ガーデンクリニック中町

2章

〝酵素玄米魚菜食〟は健康づくりの王道食

(一)人の健康は食事で決まる

●母親の生命エネルギーは子どもに伝播する!

私は、健康指導をする前に、病をもたらしている原因をさぐるため、必ずその方が置かれている環境を確認します。同時に、生命エネルギー(免疫力、自然治癒力、血液状態)を把握するために、すでに述べた量子波測定器を使って分析しています。

今日、量子物理学の研究が進み、物質が分子や原子で構成され、その原子を拡大すると、原子核の周りを電子が周回していることがわかっています。さらに原子の世界を拡大すると、もっとも極小物質であるクオークやニュートリノなどの素粒子で構成されていることが確認されています。

東大の梶田隆章教授が2015年にノーベル賞を受賞したことで、ニュートリノに質量があることが公けに明らかにされました。

簡単に言いますと、素粒子は物質の根源であり、エネルギーの最小単位である量子の一種であると理解されています。そして、私たちの生命エネルギーを量子レベルでとらえて私たちの体の状態を数値で示してくれる装置が、私が長年使ってきた量子波測定器です。仕組みを理解するのは難しいのですが、私の長年の経験から、量子波測定器が示す数値はじつに見事に健康状態を反映していると考えています。精神状態も数値に出てきます。この測定器を使うようになって、食養生の実施前後の変化を数値で確認できるようになり、食養生を実践されている方も理解しやすいので、とても助かっています。

長年測定した経験則から言いますと、この**数値が「8」以上であれば、健康状態や生命エネルギーはおおむね良好**と判断できます。**「17や18」と出れば、ほぼ最高レベルに近い数値で、「20」は宇宙・神レベル**となります。

LWA 測定器による
量子波エネルギーの指標

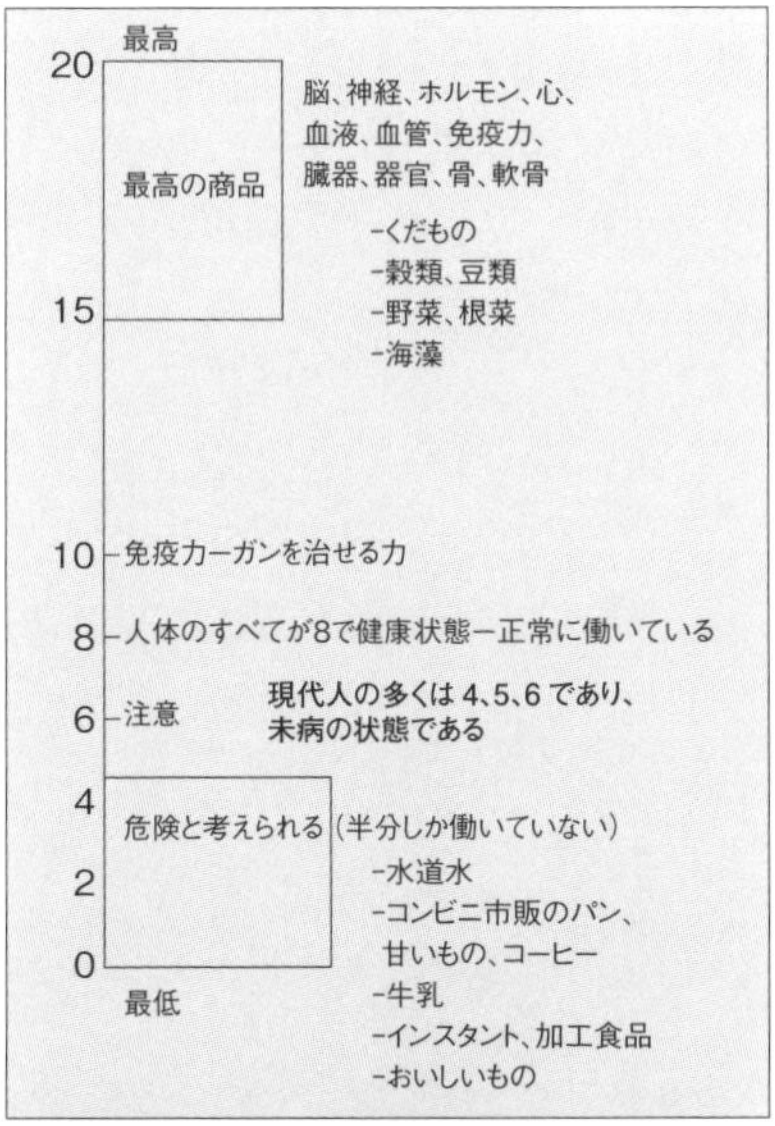

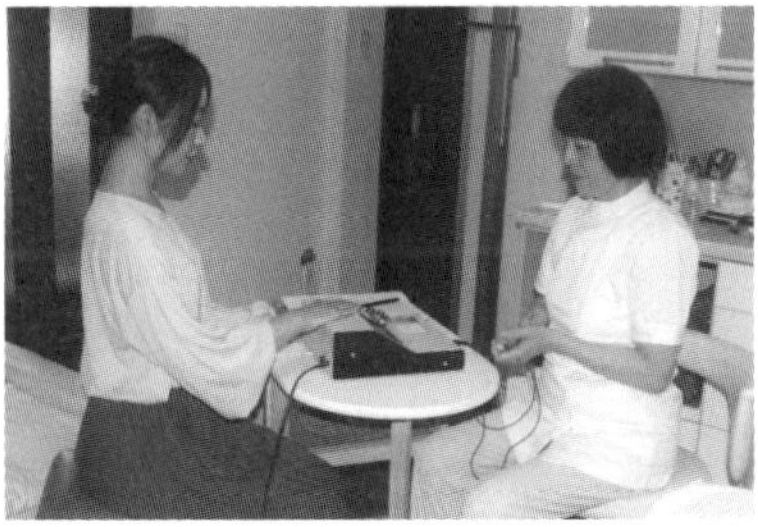

量子波測定では、「1～4」病気、「5～7」未病、「8～11」正常、「12」以上優良

水も関係してきます。たとえば、生体ミネラル溶液や機能水を使うと生命エネルギーが「20」になる人も出てきます。

私の経験では、**「3～4」の数値が10年以上続くと、生活習慣病やガンなどを発症しやすくなります。**

お母さんと3歳前後のお子さんの数値を調べると、精神的な項目でほとんど同様な数値が出ることもわかっています。やはり、お母さんと幼児は一心同体で生きていますし、子どもたちはお母さんに信頼され、愛されて育まれなければならない存在です。食生活を含めて、親のエネルギーが子どもに伝播しているのです。

●何を食べたかで健康状態が左右される

私は200名以上の量子波測定を行ない、各臓器や器官の細胞組織、血液、腸内細菌叢《そう》、免疫力、リンパ球、自律神経、さらに精神状態と健康状態をチェックしてきました。その結果、残念ながら、現代のほとんどの人たちが不健康状態に置かれていることがわかりました。

いちばんの理由は食事にあります。日々口にする加工食品には保存料や化学調味料が含まれ、野菜や果物には農薬が含まれています。それらが確実に体内に蓄積されているからです。また、精白パンやお菓子類など生命エネルギーの低い食品を食べる機会が多いのも大きな要因です。

飲む水も関係しています。**水道水には500種類ほどの化学物質が含有されている**と言われます。それを毎日飲み続ければ健康を害する懸念が高くなります。

8歳の長男、4歳の次男、生後3カ月の乳児と3人のお子さんがいるお母さんが相談に来られたことがあります。次男の皮膚に湿疹ができ、かゆみがあり、かきむしるので困っているというのです。できるだけ病院へ行かず、薬に頼らず手当したいということでした。

この子は連れて来られたときから、「ジュースが飲みたい、ジュース、ジュース！」と言って落ち着きがありませんでした。測定器でこの子を測定してみると、血液「4」、免疫「4」、腸内細菌叢「4」、ホルモンバランス「4」で、さらにアトピー性皮膚炎の項目を測定すると「3」と出ました。実際、アトピー性皮膚炎に罹っていました。

健康状態に大きな影響をもつ仙骨は「4」と出ました。頭蓋のゆがみ、骨格仙骨、骨盤に偏位があり、恥骨を押圧すると痛みがあり、ずれていました。骨格を調整したところ、すぐに子どもは穏やかになりました。

次に、この子はいつもどんな食べ物を食べていますかと質問してみました。

「3食は白いご飯だけ食べ、他のおかずはほとんど食べてくれません、落ち着きがなく、動き回っていることが多いのです」

とお母さんは言います。その理由を尋ねると、

「私が出産する前後、子どもの面倒をよくみてやれなかったので、近所のおじさんたちがかわいがってくれ、いつもお菓子やジュース、アイスクリームを買って食べさせてくれたのです。それで、白いご飯しか食べなくなったのです」

というのです。

お母さんの血液の測定値は「8」で健康体です。普通は、「5や6」未満の場合がほとんどですから、とてもいい数値です。私はお母さんの食生活や生活環境にたいへん興味が湧き尋ねると、「私は子どものころから肉を食べたことは一度もなく、魚と野菜を好んで食べてきました。お菓子や甘いものも嫌いで、ほとんど食べてこなかったのです」と言います。その食生活をお子さんにも習慣化すればいいのです。

●野菜、海藻、小魚中心の食事でアトピーが3カ月で改善

一方、一緒に付いてきた8歳の長男を見ますと、物に動ぜず、静かに横で本を読んで過ごしていました。そこで、お母さんと本人に了解を得て測定させてもらったのです。

すると、お母さんと同じで血液は「8」、腸内細菌叢も「8」、免疫もリンパ球「8」、自

律神経は「9」と高い数値が出たのです。脳の部位の数値はどれも「17」と非常に高い数値でした。「お母さん、この子は成績がとてもよいお子さんでしょう」と聞いてみると、全教科100点を取るそうです。

お母さんの話では、自分とほとんど同じものを好んで食べているとのこと、やはり食事の影響が次男との違いを生んでいたのです。

それから3カ月して、次男のアトピー性皮膚炎がほとんど改善したと報告してくれました。

「最初は白いご飯でいいですが、徐々に酵素玄米を食べさせてください。牛乳は豆乳にし、白砂糖は使わずにキビ砂糖か黒砂糖に切り替えてください。おにぎりには天然のゴマ塩をまぶし、根菜や野菜、海藻（わかめ、ひじき）、チリメンジャコなどを小さく刻んで混ぜて食べさせてください。

味噌汁を飲めるようだったら飲ませてください。甘いお菓子、アイスクリーム、ジュースなどは徐々に減らしていき、白砂糖、卵、乳製品、牛乳などを使わない手作りのおやつを工夫してください」

という私の指導を実践してくれていたのです。

この子はお味噌汁を飲んだそうです。そこには根菜や海藻、小魚が入っているので、ミネラルやカルシウムが補給され、体内酵素が動き出したのでしょう。代謝も円滑化し、体内の解毒も進んだのだと思います。

精神が安定してすごく落ち着いたともいいます。それは、油を一番絞りのオリーブ油やごま油にしてもらったこと、お菓子やジュース類に含まれる白砂糖が減ったことも影響していると思われます。

●肉は食べず、果物、魚、野菜中心の息子の友人は学年で1番

血液の数値が量子波測定で「13」を示したお子さん（Sくん）がいました。私がこれまで測定したなかで「13」が出た子どもはSくんが初めてでした。私の次男の中学時代の友人で、今でも親しくしています。

この子がわが家に遊びに来たとき、お菓子やアイスクリーム、果物をあげようとすると、果物だけ食べる子どもでした。「果物だけ下さい」と言うのです。子どもながら、お菓子やアイスクリームは絶対食べないし、「気持ちが悪くなるので食べない」と断るのです。

バナナ、りんご、パイナップル、イチゴにヨーグルトを入れて出すと、「ハチミツはいりません、ヨーグルトはプレーンでいいです」と言いました。

彼は、高校、大学時代も遊びに来ましたが、この食物選択は今も変わっていません。そ

れが生活習慣になっているようです。食事は白ご飯ですが、肉はほとんど食べず、魚を食べ、野菜を多く食べるそうです。この子は、中学校時代、成績は学年で一番、高校も成績の良い学校へ進学しました。体格は肉付きも良く、しっかりしています。

中学時代から、いじめに加わったり、仲間と悪戯をしたりせず、落ち着きのある子どもでした。私の次男と気が合ってとても仲良しでした。

「お母さん、ぼくとS君だけだよ、悪いことに加担しないのは。クラスの子は、女子も男子も、面白がって万引きやっている子が多いんだ。お店から下敷きや消しゴム、小さなおもちゃなどを盗んできてスリルを味わって面白がっている」と次男が言っていたこともあります。

魚には、オメガ3系脂肪酸を多く含む多価不飽和脂肪酸のＤＨＡやＥＰＡが豊富に含まれています。それらが、**血中のコレステロール値や中性脂肪値を下げ、高血糖の人に多い血栓や動脈硬化を予防してくれます。それだけでなく、情動を安定させ、学習能力をアップさせる働きもある**という栄養学者の報告もあります。

Sくんはよく魚を食べていましたから、オメガ3系脂肪酸もよく摂取していたことでしょう。血液を浄化するような食べ物も自然に食べていました。そうしたことがSくんの成長を支える柱になっていたことはまちがいありません。

ちなみに、オメガ3系脂肪酸にはアレルギー症などの炎症を抑制する効果もありますので、エゴマやシソ油、亜麻仁油、ココナッツオイル、フラックスオイルなどを日常的に摂取することをおすすめします。

(二)食べてはイケナイ危険食品

●オメガ3系、オメガ6系脂肪酸の摂取は1対1が望ましい

脂肪酸の摂取について、健康に大きな影響があることは20数年前から判明しています。現在、市販される脂肪酸は、前述したシソ油やDHAやEPAに多く含まれるオメガ3系脂肪酸と、サラダ油やコーン油、大豆油などに多く含まれるオメガ6系脂肪酸に大別できます。

30年ほど前、国の誤った栄養指導が行われ〝動物性油脂を止め、リノール酸系の植物性油脂を増やす〟ことになりました。体内ではリノール酸からいろいろなオメガ6系脂肪酸が作られますが、この脂肪酸がアレルギー促進作用や血栓促進作用などの炎症作用を高めることが判明したのです。

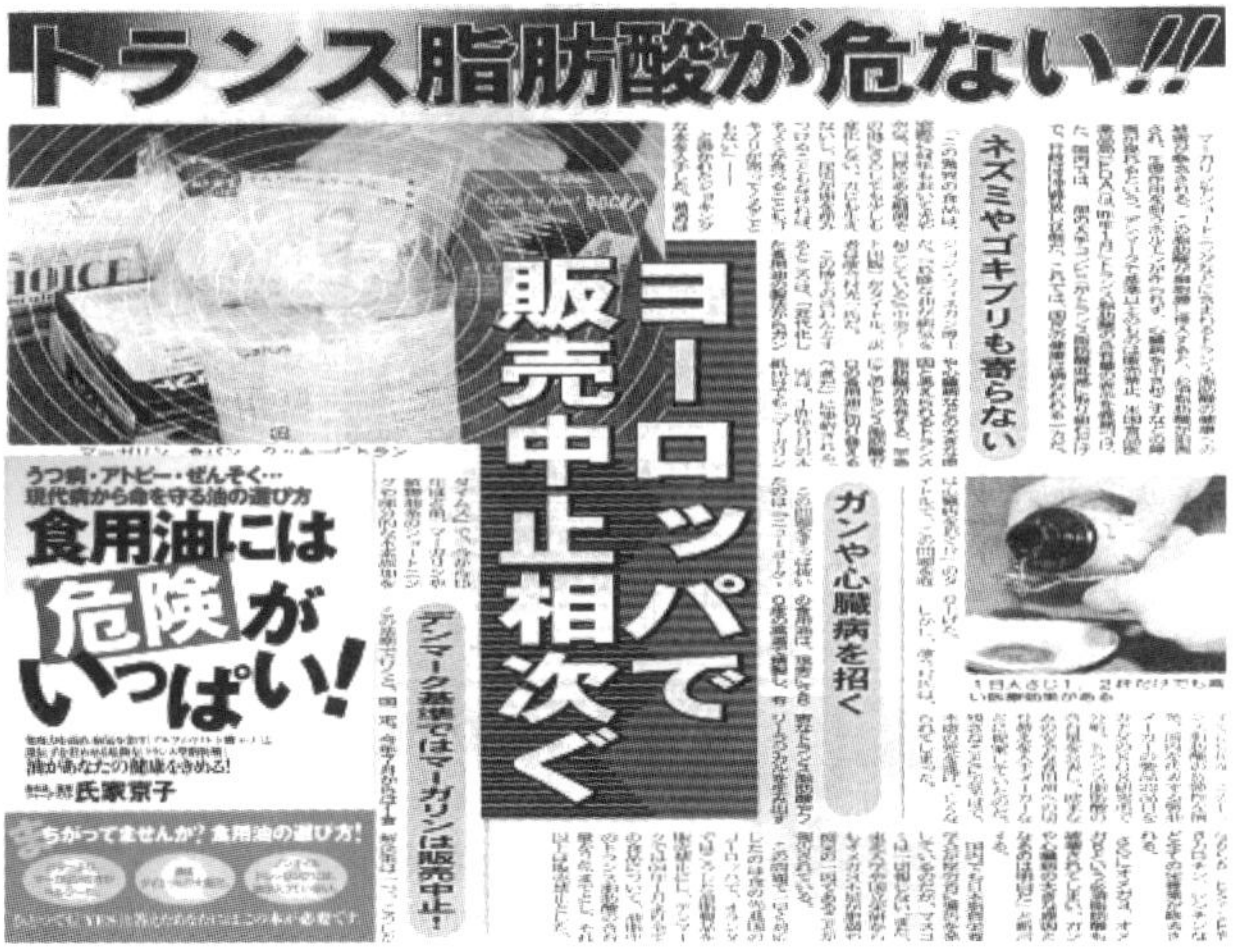
トランス脂肪酸が危ない!!

ヨーロッパで販売中止相次ぐ

ネズミやゴキブリも寄らない

ガンや心臓病を招く

デンマーク基準ではマーガリンは販売中止!

マーガリンやショートニングには、トランス脂肪酸が含有され、ガンや心臓病を招く懸念がある

一方、オメガ3系脂肪酸には抗アレルギー作用や炎症抑制作用があり、血液をサラサラにする働きがあることもわかりました。

加工のために植物油に水素添加する過程でできてくるトランス脂肪酸は、別名〝プラスチック脂肪酸〟とも呼ばれ、心臓病や糖尿病を誘発する脂です。著名な栄養学者らが20数年前から「今日、万延するアトピー性皮膚炎や関節炎、肺炎、腎炎、肝炎などのほか、ガンにしても誤った脂肪酸摂取の結果である」ことを明らかにし、ニューヨークやヨーロッパでは販売禁止となりました。

さらにニューヨーク市では、数年前から全ての調整食品からもトランス脂肪酸を排除する法律が作られました。タバコやアルコールは一定の条件下で販売できても、トランス脂

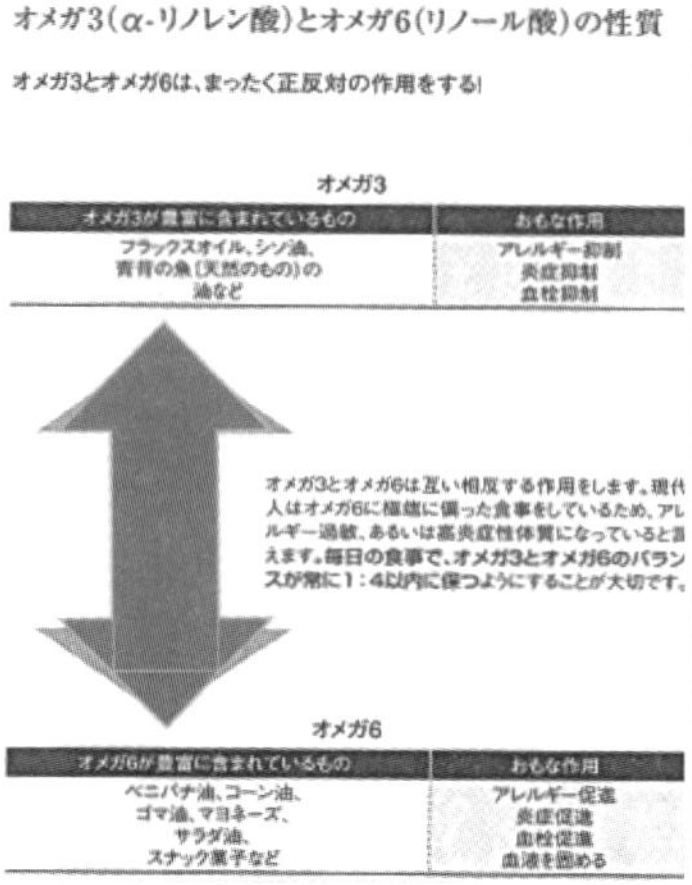

オメガ3(α-リノレン酸)とオメガ6(リノール酸)の性質
オメガ3とオメガ6は、まったく正反対の作用をする!
オメガ3
オメガ3が豊富に含まれているもの
フラックスオイル、シソ油、青背の魚(天然のもの)の油など
おもな作用
アレルギー抑制
炎症抑制
血栓抑制
オメガ3とオメガ6は互い相反する作用をします。現代人はオメガ6に極端に偏った食事をしているため、アレルギー過敏、あるいは高炎症性体質になっていると言えます。毎日の食事で、オメガ3とオメガ6のバランスが常に1:4以内に保つようにすることが大切です。
オメガ6
オメガ6が豊富に含まれているもの
ベニバナ油、コーン油、ゴマ油、マヨネーズ、サラダ油、スナック菓子など
おもな作用
アレルギー促進
炎症促進
血栓促進
血液を固める

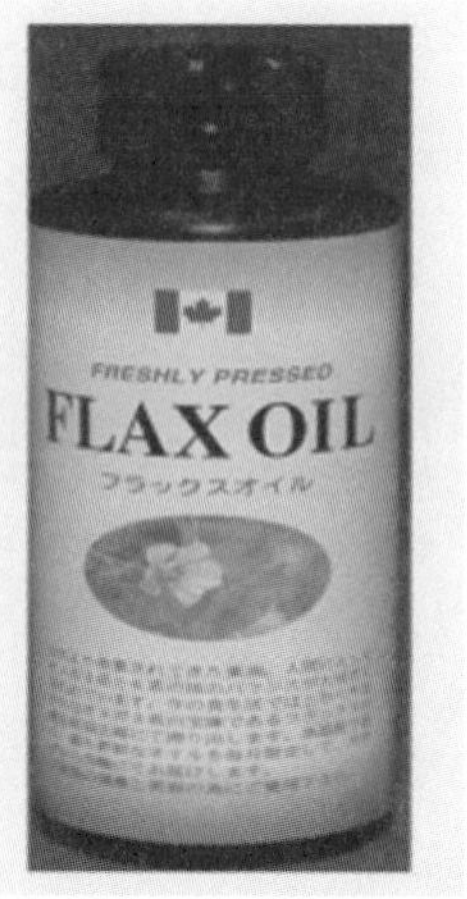

FRESHLY PRESSED
FLAX OIL
フラックスオイル

アレルギー疾患や血栓症の発症には、脂の摂取の仕方が大きく関与している／『真実のガン治しの秘策』(鶴見隆史　中央アート出版社)

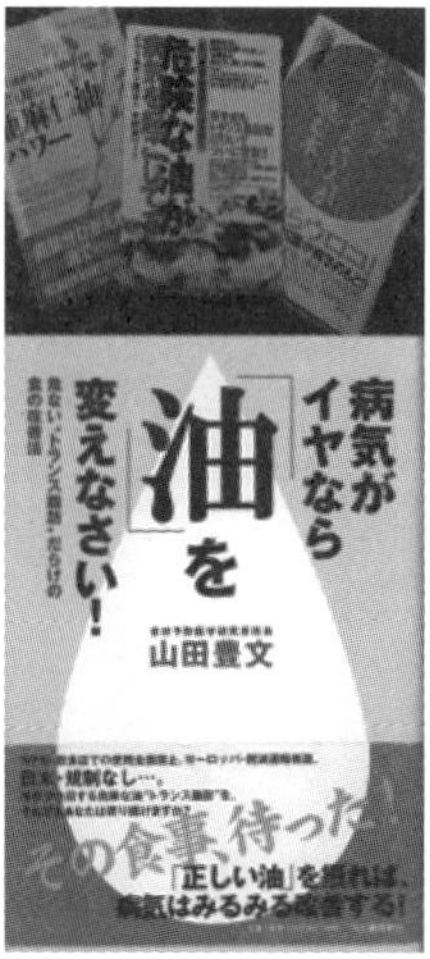

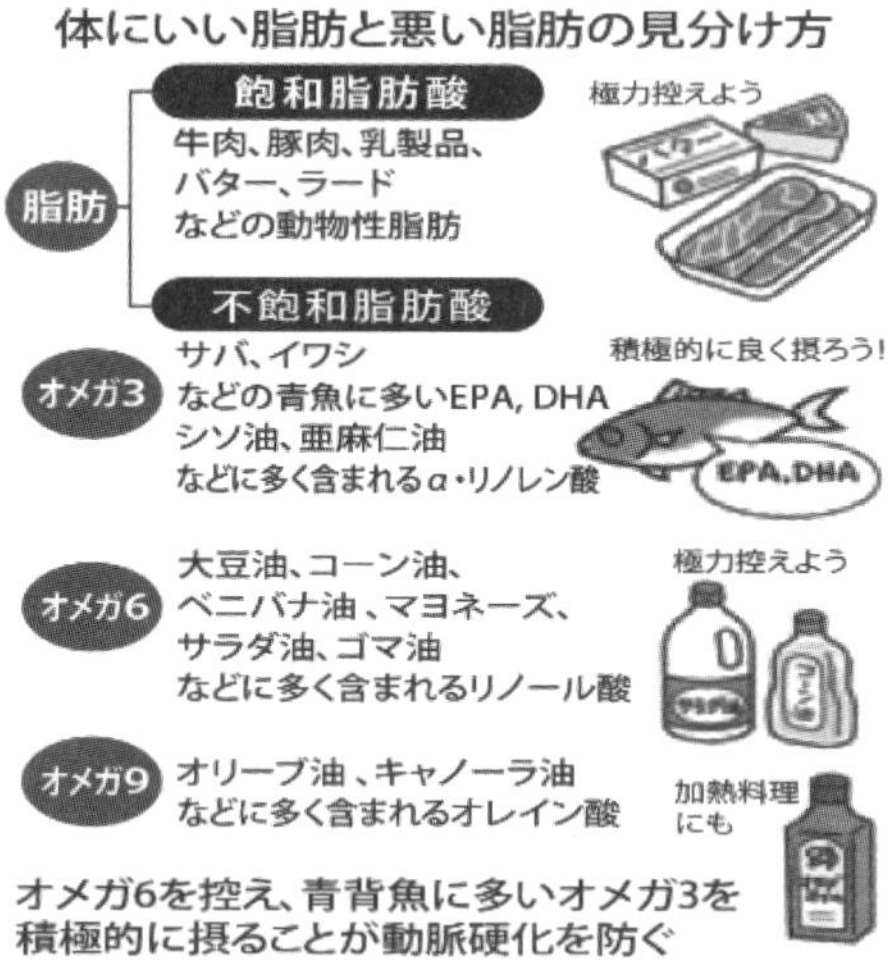

EPA、DHA、亜麻仁油などのオメガ3系脂肪酸を摂ることが細胞の代謝を円滑にする／『真実のガン治しの秘策』(中央アート出版社)

肪酸の販売は無条件に罰せられることになったのです。

それにもかかわらず、日本ではトランス脂肪酸を多く含むマーガリンやショートニングなどが野放しになっています。**心臓病や糖尿病が国民病になっているのは、欧米食過多と運動不足の影響が大きいのですが、脂肪酸の悪影響も高いのです。**

国の指導ではオメガ３系とオメガ６系の脂肪酸の摂取バランスは１対４になっていますが、オメガ３系脂肪酸の摂取がまったく少ないのが現状です。私は、「シソ油やエゴマ油、亜麻仁油、ＥＰＡとＤＨＡが豊富な小魚などに切り替えてください」と指導していますが、経済的に無理な場合は、一番しぼりのごま油やオリーブオイルでもＯＫです。

人の細胞は60兆個存在するといわれますが、細胞は脂で構成される細胞膜で覆われています。脂の摂取を誤ると、細胞膜が劣化し、細胞の働きが悪くなります。当然、生命維持機能も低下してしまいます。

「細胞膜の構造や働きが不完全になり、これが全身の細胞で起これば、健康でいられるはずがない。脳梗塞や心筋梗塞、うつ病、すぐキレるといったことの原因もトランス脂肪酸とリノール酸オメガ６の過剰摂取と考えられます」と指摘する医師も多いのです。

近年、日本でメタボ症候群が増加してきた背景にも、魚介類や海藻類が多い和食が切り捨てられてオメガ３系脂肪酸が減少し、オメガ６系脂肪酸の摂取が増えたことが影響しているのです。

スナック菓子や菓子パン、清涼飲料水の多量摂取は非行につながる

次男が高校に通っていたころ、ある日、弁当を忘れたのでクラスまで届けに行ったことがあります。朝の自習時間でしたが、女子が多いクラスで皆、ワイワイ話していて、朝ご飯を食べている生徒もいました。遠いところから通学してきている生徒もいて、朝ご飯を食べないで来て教室で食べているようでした。なかには、ビスケットやお菓子、菓子パン類、ジュースなどを摂っている生徒も少なくないのです。

この学校の生徒会が調査したところでは、自販機のジュースを1日に2、3本飲んでいることがわかりました。弁当を食べるときに1本、部活が終わったらまた1本といった具合です。

これでは、明らかに白砂糖の摂取が多過ぎです。1本の缶コーヒーやペットボトルなどのスポーツ飲料、ジュースなどには、相当の白砂糖が入っています。

たとえば、一般的な缶コーヒーは1本190グラムですが、そこには白砂糖が12グラムほど含有されています。これは、1個4グラムの角砂糖が3個入った計算です。**スポーツドリンクですと、白砂糖24グラム、コーラ500ミリリットルの中瓶には角砂糖16個分ほ**

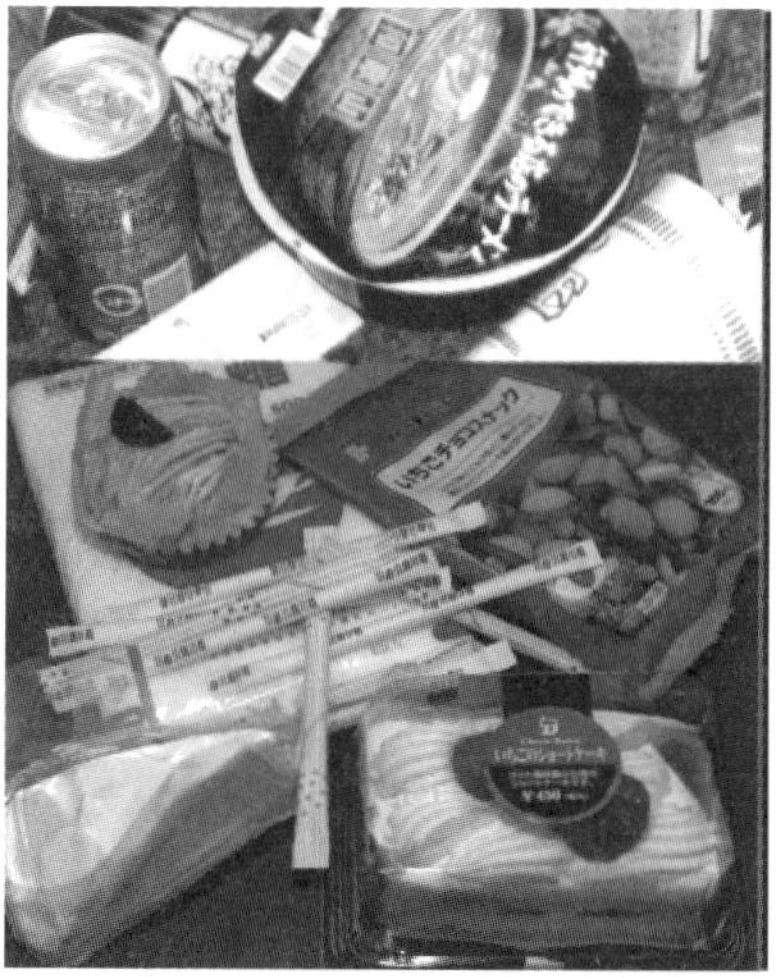

砂糖（上白糖）

↓

高血糖

▼

アドレナリン
（攻撃ホルモン）

↓

低血糖

▼

ノルアドレナリン
（不安、恐れ、脅迫観念）

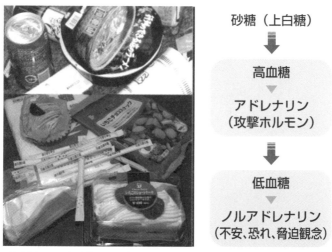

精製された白砂糖は、体内での吸収が早く、短時間で高血糖になる

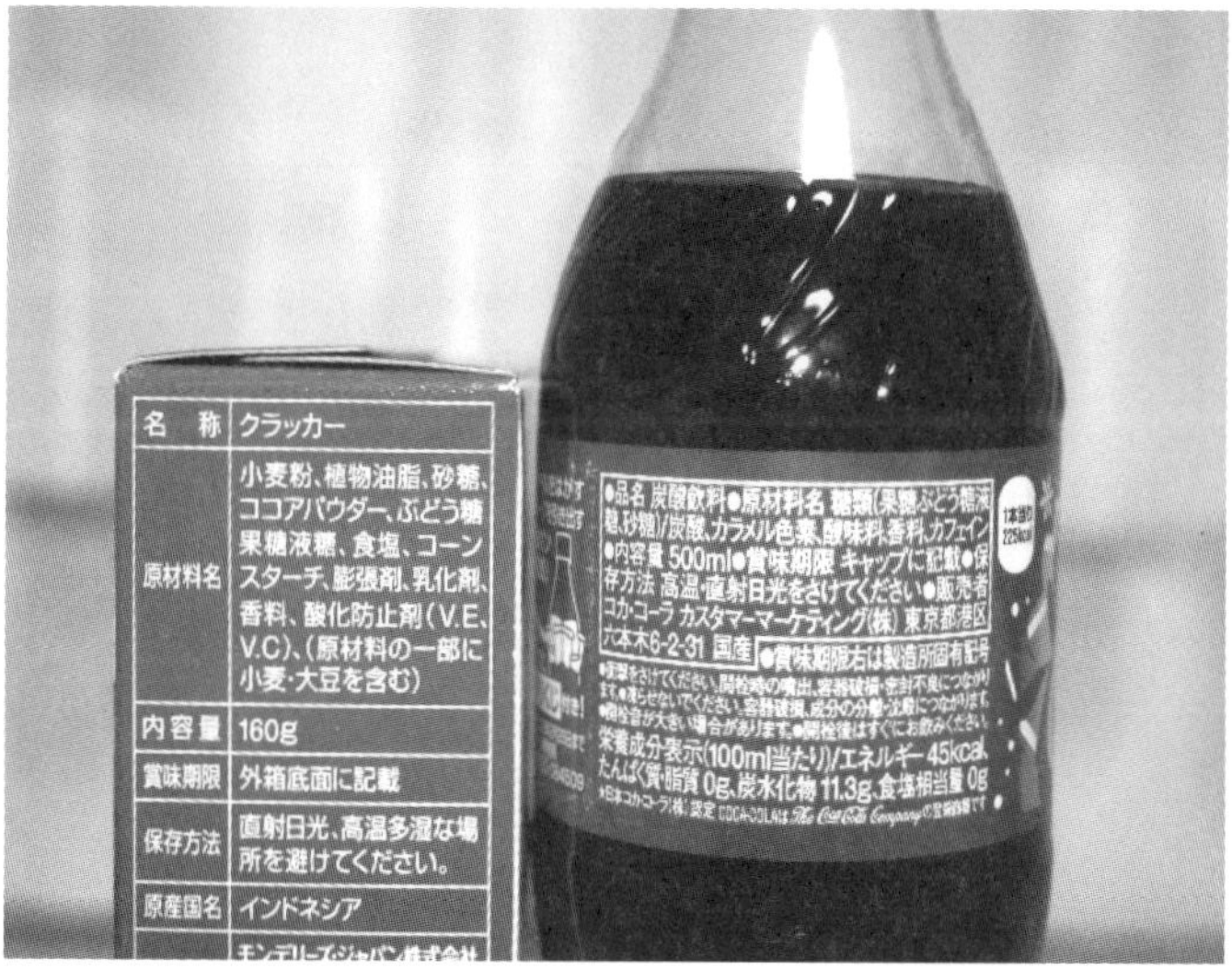

ぶどう糖果糖液糖、コーンスターチは遺伝子組み換えトウモロコシが原料

ど、**オレンジジュースなども同様で角砂糖16個分ほどが含有されている**といわれています。

スナック菓子や菓子パンにも予想以上の白砂糖が配合されています。

白砂糖は精製されていますので、体内吸収が異常に早いのです。そのため、血中の糖分が急激に増えます。脳がこれを抑えようとアドレナリンを分泌し、インスリンの分泌が過剰となります。その結果、一気に低血糖状態になるため、今度はノルアドレナリンが分泌されて糖分を上げようとします。そうして、血糖が激しく上下して不安定となるのです。

その影響は精神状態にも現われ、情動が不安定になったり、キレやすくなったりします。

少年院などに収容される少年や少女の食生活を調べると、必ずといっていいほど、部屋の中にスナック菓子や清涼飲料水、ペットボトルなどが散乱しているといいます。

そこでこうした間食を改善すると、短期間で精神が安定し、院内での非行が激減すると、岩手大学の大沢博名誉教授が報告しています。米国の少年院で行なわれた調査でも、同様な結果が報告されています。

このように食環境が情動の形成に大きな影響を及ぼしているのです。幼児はもちろんのこと、小学生や中学生などの思春期にも重大な影響を及ぼします。

●遺伝子組み換えトウモロコシが原料のコーンシロップが難病を誘引

近年、この白砂糖が米国産の遺伝子組み換えのトウモロコシを原料にした「コーンシロップ」に切り替わっています。ところが、この**コーンシロップを使うことで糖尿病や心臓病、神経伝達障害などが引き起こされる**ことが明らかになり、米国ではコーンシロップの排斥運動が起こっています。

遺伝子組み換えのトウモロコシから作られるコーンシロップやコーンスターチは、まさしく遺伝子組み換え食品です。米国の母親たちが遺伝子組み換え食品を摂ることで肥満や多動障害などの神経伝達障害が増えていることを訴え、「ＮＯＮ－ＧＭＯ食品」運動を展開しています。それによって、遺伝子組み換え食品の摘発に成功しています。

日本国内のほとんどのスーパーに並ぶジュースやビスケット、クッキーなどには必ず「ぶどう糖果糖液糖」が入っています。これは、遺伝子組み換えのトウモロコシを原料にしてブドウ糖を酵素処理し、単糖に精製したものです。この「ぶどう糖果糖液糖」が表示されていない食品を選ぶ必要があります。

日本では、**マスコミも含めて白砂糖の過剰摂取や、コーンシロップ、遺伝子組み換え食品が社会問題になっていません。**これには、遺伝子組み換え食品の世界で影響力の大きい

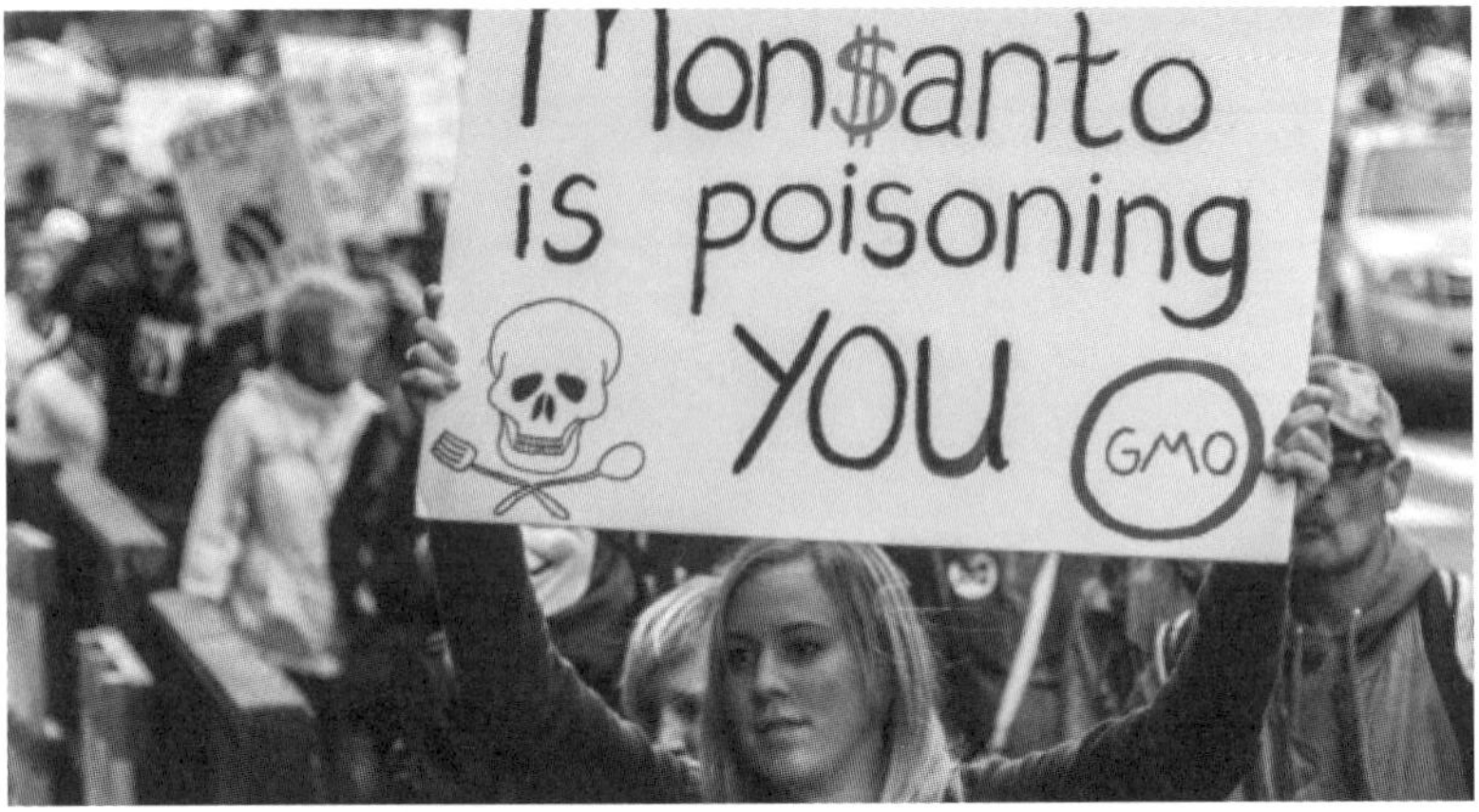

米国では母親が決起し遺伝子組み換え食品の追放に成功した
（www.seamosmasanimales.comより）

ユダヤ系バイオ企業モンサント社の存在も関係しているものと思われます。世界の石油利権を握っているとされるロックフェラー財団の子会社です。

規制緩和を続ける日本は、こうした多国籍企業からの圧力もあり、遺伝子組み換え食品の輸入量が世界一になっています。マスコミで取り上げられることも少ないため、家庭の食事に携わることが多いお母さん方にもほとんど知られていないのが現状です。

これから未来を創る子どもたちが、こうした食環境に置かれたままでは、この国の未来は暗澹としたものになるでしょう。子どもの食事を守れるのは親ですし、とくにお母さんだと思います。私がこの本を書いた理由の一つも、このことをお母さんたちに知らせたいと思ったからです。

友人の4歳前後の子どもたち数人の量子波測定

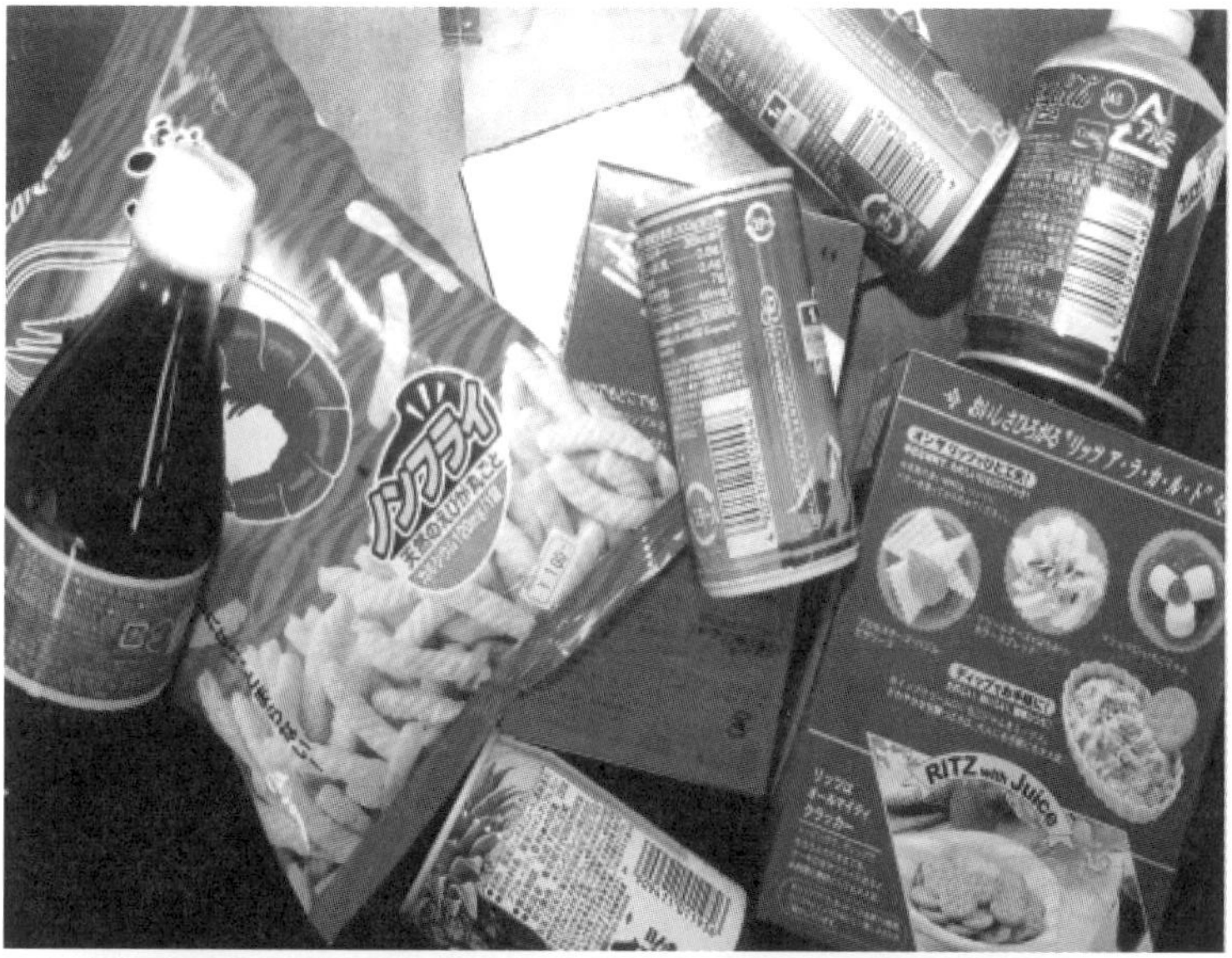

コーンシロップ

遺伝子組み換えで作った
キングコーンが原料

⇩

炭酸飲料の甘味料、ガムシロップ、コーンスターチ、ジャムなど、甘ったるい加工食品のほか、スープ、パスタソースなどの加工食品に使われている可能性が高い！

⇩

**子どもの肥満、糖尿病
増加の原因**

甘い食品にはほとんどコーンシロップ、コーンスターチが配合されている

を行なったことがあります。**結果は、全員が血液「4」、血管「4」、循環器「4」、免疫「4」、腸内細菌叢「4」、ホルモンバランス「4」でした。いつも甘いお菓子、菓子パン、ジュース、アイスクリームなどや、糖分がたくさん配合されたおやつを食べているから**です。

20歳で乳ガンになった知人の娘さんは、子どものころから毎日、お菓子やケーキをたくさん食べていました。友人の甥御さんはラーメンばかり食べていましたが、15歳で脳卒中を起こし半身麻痺になってしまいました。

食品添加物には石油系由来の発ガン物質が数多く含まれています。タール色素、アスパルテーム、赤色○号、黄色○号、青色○号などです。

毎日飲んでいる水には500種類もの化学物質が含有されているといいます。量子波測定では、水道水のエネルギー値は「3から5」を示します。人間の体の60から70％前後は水分でできていますから、水のエネルギー値が低ければ、生命エネルギーは下がります。

全国の水道水は塩素殺菌、またはオゾン殺菌が施されていますが、水道管はそのまま古びたままなので重金属が溶け出しているでしょうし、そのまま体内に取り込まれていると思われます。浄水器などで取り除く工夫が必要です。また、少しでもエネルギーが高い水を選んで飲むことも必要です。

ちなみに、酵素玄米魚菜食を食べ続けていますと、体に悪い物を受け付けなくなり、自然に避けるようになります。また、すでに体内に蓄積している化学物質などを吸着し、排泄を促してくれるのです。

コラム　酵素って何？

酵素玄米魚菜食をはじめ、本書では酵素という言葉がいっぱい出てきます。ここで、この酵素についてわかりやすく説明しましょう。

脂肪を分解する「リパーゼ」、でんぷんを分解する「アミラーゼ」、タンパク質を分解する「プロテアーゼ」などは消化酵素として有名です。若返り酵素として知られる「スーパーオキシドディスムターゼ（ＳＯＤ）」は、体内で発生する活性酸素を消去し、生活習慣病から守ってくれる、たいへんありがたい酵素といえます。年齢より若く見える人は、このＳＯＤが多いといわれます。

私たちの体内にある酵素は、すでに判明しているだけで５０００種ほどで、数十万ほど潜在していると考えられています。酵素栄養学の大家エドワード・ハウエル博士によれば、この体内酵素がゼロになったときが死を意味するといいます。

体内酵素は、大きくは食べ物を消化してくれる消化酵素と、体内で代謝を促進して

消化酵素と代謝酵素の製造バランス

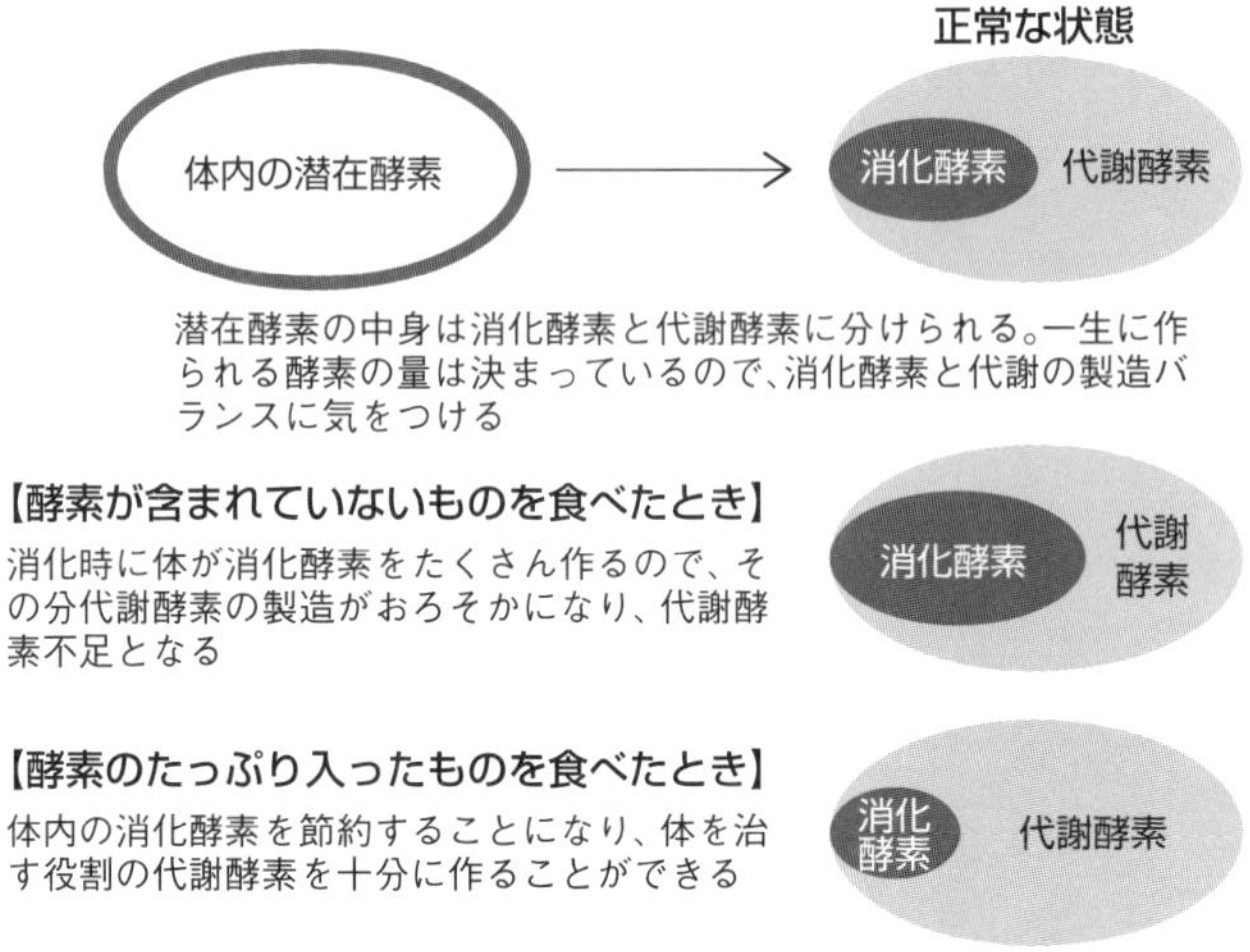
正常な状態
体内の潜在酵素
消化酵素
代謝酵素
潜在酵素の中身は消化酵素と代謝酵素に分けられる。一生に作られる酵素の量は決まっているので、消化酵素と代謝の製造バランスに気をつける
【酵素が含まれていないものを食べたとき】
消化時に体が消化酵素をたくさん作るので、その分代謝酵素の製造がおろそかになり、代謝酵素不足となる
消化酵素
代謝酵素
【酵素のたっぷり入ったものを食べたとき】
体内の消化酵素を節約することになり、体を治す役割の代謝酵素を十分に作ることができる
消化酵素
代謝酵素

消化酵素と代謝酵素の関係

くれる代謝酵素の2種類に分けられます。両者はシーソーのような関係になっていて、消化酵素を使いすぎると代謝酵素が減り、代謝酵素を使い過ぎると消化酵素が減るというのです。

ですから、いつも食べすぎで消化酵素を余計に使っていると、代謝酵素になるはずの潜在酵素が不足し、代謝が損なわれます。その結果、メタボ体質になって早死しやすくなるといわれます。〝腹八分が健康に良い〟というのは、まさしく真実なのです。

体内酵素を補うには、酵素を多く含んでいる食品を摂ることです。生野菜や生肉には酵素が多く含まれています。**ガン治療で有名なメキシコのゲルソン病院で**

は、一切、薬は使わず、生人参ジュースを主体に70％は生食を摂ることで、ガンや糖尿病、高血圧を短期間で治していることで知られています。

酵素を含まない加工品中心の食生活をしていますと、その消化吸収に大量の消化酵素が使われ、酵素が補充されることもありません。こんな生活が10年、20年、30年と続けば、酵素は確実に減少し、代謝は低下していきます。体温の低下、血流の悪化、免疫機能の低下が進み、やがて発病することになるのです。

酵素玄米魚菜食や野菜ジュースには、酵素がいっぱいです。代謝が促進され、細胞が若返るのです。

㈢ガンはさほど難しい病ではない

●ガンは腫瘍そのものより腫瘍ができる体自体に問題

２００５年、ガン死は約32万４０００人でした。その後、毎年１万人ほど増加し、最新のデータでは36・55万人を超えています。３人に１人がガンで死亡するといわれ、年間で１００万人がガンにかかる時代になっています。これはまったく異常なことです。

医者はガン患者に対して「生活習慣を改めよ」という指導はしません。これに対し、自然医学で著名な森下敬一博士は

「過食、肉食、動物食などは、体内に『活性酸素』を発生させ、それがガン発病の引き金となる。高カロリー、高タンパク、高脂肪、高糖分、これら4高食がガンを引き起こす。これに白米が加わった食事をガンが大喜びの『5冠王』と命名する」

と述べられています。

ガンというと腫瘍（おでき）をイメージしがちですが、これは正しくありません。それより、腫瘍ができる体になっていることのほうがもっと問題なのです。

腫瘍は、体のいちばん抵抗力の弱いところ、体温の低いところ、血液の流れの悪いところで起こる症状のひとつです。現代医学は、局所にできた腫瘍だけをガンと呼び、それを摘出できれば、「手術は成功した」と考えます。

しかし、そうではありません。ガンの治療後に訪れる方の量子波測定で数値をみますと、ガンが本当には治っていないことがわかります。ガンの場合、血液は「3～4」、リンパ球は「3～4」、免疫機能は「3～4」、腸内細菌叢も「3～4」と出ます。こうした数値と実際に体の状態について長年データを蓄積してきた私の経験則では、まったく回復してい

【欧米食と乳製品の過多が前立腺ガンや肺ガン、脳梗塞を引き起こしている】

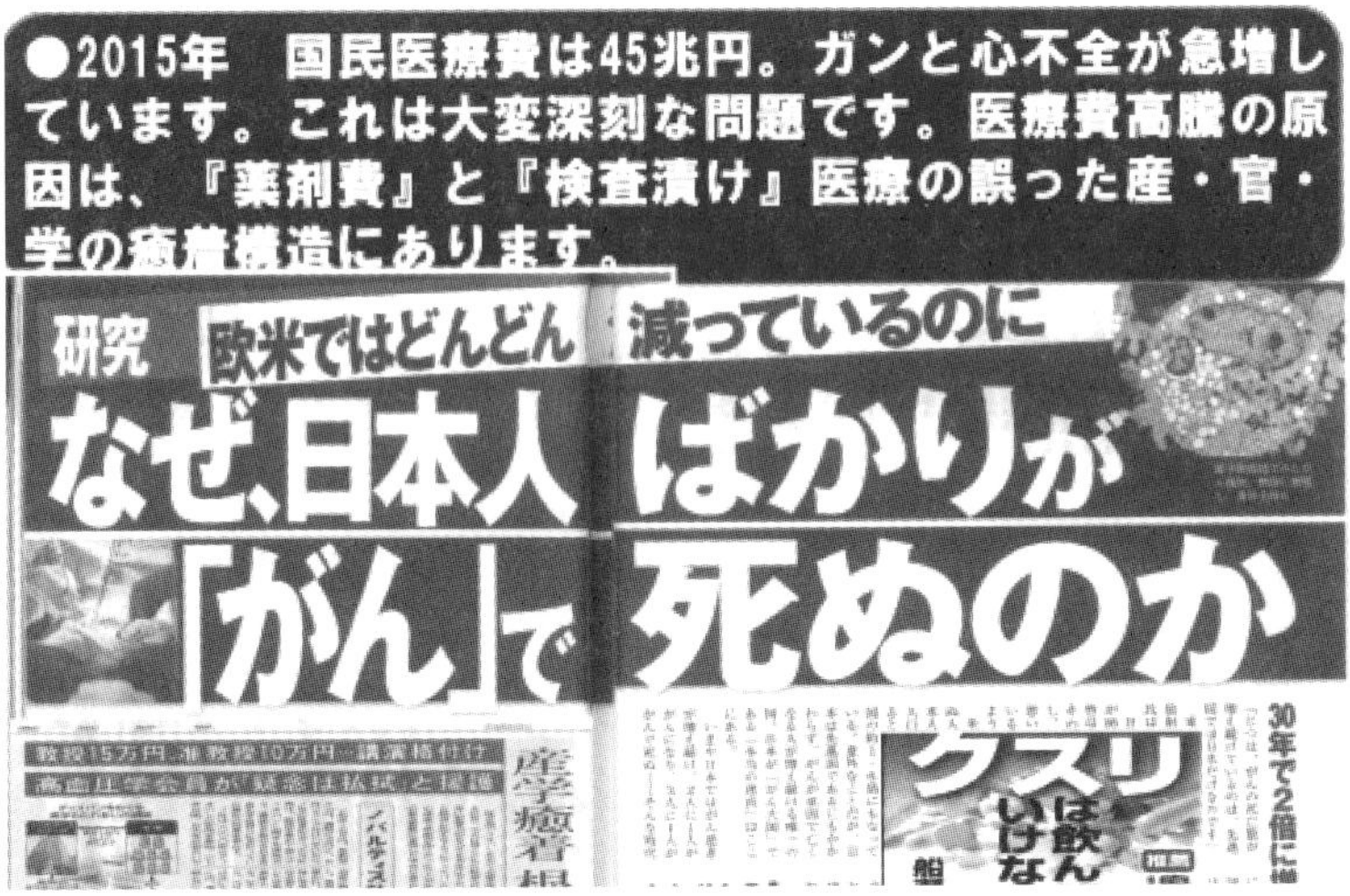
●2015年　国民医療費は45兆円。ガンと心不全が急増しています。これは大変深刻な問題です。医療費高騰の原因は、『薬剤費』と『検査漬け』医療の誤った産・官・学の癒着構造にあります。

研究　欧米ではどんどん減っているのに

なぜ、日本人ばかりが「がん」で死ぬのか

【食の欧米化が死亡者数急増の原因】

食品	1950年と今日の摂取量
肉	9.27倍に増加
乳・乳製品	19.69倍に増加
油脂類	6.50倍に増加
動物性タンパク質	2.53倍に増加

病名	1950年と今日の死亡者数
前立腺ガン	75.31倍に増加
肺ガン（気管支ガン含む）	43.78倍に増加
大腸ガン	8.90倍に増加
乳ガン	5.84倍に増加
脳梗塞	25.39倍に増加
心不全	9.16倍に増加

『病気になりたくない人が読む本』（山田豊文著・アスコム）

ないのです。健康体の場合は、あらゆる数値が「8」以上になります。

では、どうすれば良いのでしょうか？

元NHKのディレクターであり、玄米菜食を中心とした自然療法でガンから生還した川竹武氏は、ガン克服運動を展開し、多くのガン患者を指導しています。その著書の中で「水面上に出ているのはガン結果である、氷山の下には本人のこれまでの（原因）が隠れている」

「生活、食事、心を正さないで、氷山だけ削りとってもあらたな氷山が水面上に現れている。だから生活を、人生を改めないとガンは治らない」

と述べられています。

ところが、心の持ち方、食事、仕事、環境などの生活習慣に配慮する医師はきわめて少ないのが現実です。**新潟大学の故安保徹教授は、ガンの原因は、悩み過ぎ、働き過ぎ、薬の飲み過ぎの「三過ぎ」にある**といいます。

その通りだと私も思います。ガンの方のお話を詳しく聞いていると、まさしく「三過ぎ」の生活を長年続けたことでガンになっていることがわかります。私たちの体が「三過ぎ」によるストレスに10年ほど曝され続けると、血液はドロドロとなり、免疫力と体温が低下し、腫瘍ができやすい体になります。医学的にも、約1センチのガンは10年かかってできることが証明されています。

●ガン対策も酵素玄米魚菜食の食養生がベース

これまで述べてきた通り、私は酵素玄米魚菜食を中心にした食養生をすすめていますが、ガンに対しても基本は同じです。

玄米は完全栄養食であり、体内毒素の解毒排泄作用もあります。ビタミンEやイノシトールなどの抗酸化成分も豊富です。微量ミネラルも豊富で体内酵素を活性化します。何より、こうした働きによって自然治癒力を喚起するのです。

それから、酵素玄米魚菜食の菜に当たる野菜や果物には「ファイトケミカル」という食物栄養素が豊富に含まれています。たとえば、トマトの赤、ブロッコリーの緑、人参のオレンジ、ブルーベリーの紫などの色素成分やしぶ味・辛味成分もみな、ファイトケミカルです。また、野菜や果物の果皮に多く含まれているフラボノイドは、若返りのビタミンと言われるビタミンEの１０００倍以上もの効果が確認されています。イチゴや胡瓜、柑橘系などに多く含まれています。

人参、カボチャ、緑黄色野菜に多く含まれるカロチノイドは、肺ガンを予防し、腫瘍の進行を阻止します。さらにはトマトに含まれるリコピンは、抗酸化作用が高く、活性酸素

を抑え、発ガンを予防します。

このように、野菜や果物には万病を予防する成分が豊富であり、まさしく「副作用のない薬」と言ってもいいでしょう。酵素玄米魚菜食でも重要な役割を担っています。

●体を温めることもガン対策には重要

私は、食養生と並行して体を温める温熱療法をすすめています。

そもそも体温低下は、命にかかわる重大な問題です。たとえば、体温が1℃下がったら、免疫力は37%低下する、基礎代謝は12%低下する、体内酵素の働きは50%低下するともいわれています。

私のこれまでの体験でも、ガンの方は35℃から36℃という低体温の場合が多く、なかには34℃台の場合もあります。ガン細胞は40℃以上の熱に弱いといわれますから、それだけ考えても、低体温はガンの温床になりやすいことがわかります。

私の場合は体を温めるために「宝石岩盤マット」を活用しています。これは、70℃まで温度を高めることができ、遠赤外線も出て岩盤浴のような効果が得られます。**できれば毎日1時間、体を温めると自律神経が正常化し、劇的に体調がよくなってきます。**

もちろん、このようなマットを使わなくても体を温めることができます。自宅のお風呂

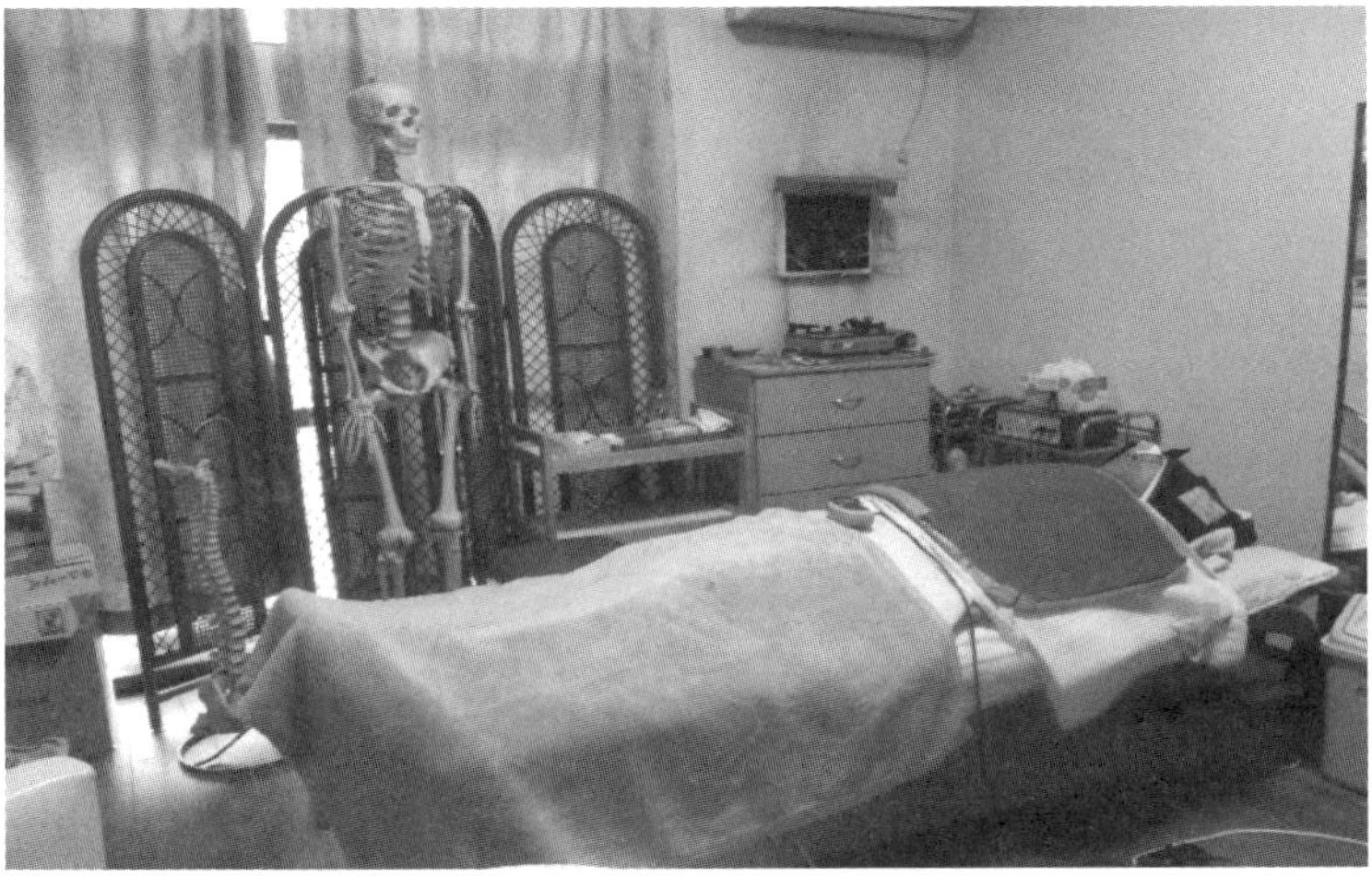

アメジストとトルマリンが内蔵された大判のマットとミニマットで体をはさみ、上下からカーボンセラミックで60から70℃前後の熱をかける

体温低下は命にかかわる

43.0℃ 〜 41.0℃　タンパク質が活性化　H.S.P
40.0℃　菌やウイルス・ガンは熱に弱い

37.0℃　体内酵素が活性化　約3000種類
36.5℃　健康

35.5℃　排泄障害　アレルギー症状
35.0℃　ガン細胞活性化

体温が1℃下がったら？

免疫力は
37％低下!!

基礎代謝は
12％低下!!

体内酵素の働きは
50％低下!!

を40℃前後にして入浴し、10分間から20分ほど入ります。

とくに入浴については半身浴がおすすめですが、これが合わないと思う人は、41℃くらいのお湯に胸の下くらいまで浸かり、ときどき体を沈めて首の付け根と肩甲骨の間をじっくり温めます。これを何度かくり返します。入浴時間は10分くらいが目安です。


体がポカポカしてくると、万病を治すタンパク質と言われるヒートショックプロテイン（HSP）が産生され、代謝の効率もよくなります。


冷えが強くて寝つきの悪い場合は、湯たんぽを布団に入れて足先を温めます。シルクの靴下や肌着、パジャマなども冷えには有効です。

乾布摩擦も全身を温め、血流をよくします。また、のぼせとか足の冷えが強い人には足湯もおすすめです。足首から下を集中的に温めることによって、頭に溜まった血液が引き下ろされ、「頭熱足寒」の体質が「頭寒足熱」になります。

血液は細胞に栄養と酸素を送り込み、二酸化炭素や老廃物を回収しています。体を温めることで血流が改善すると細胞組織が元気になり、代謝も活発になるのです。

前述したように、現代人の体内には年間8キロほどの化学物質や農薬が蓄積されているといわれます。そのままにしておくと体内毒素が増えてガン発症の原因にもなるのです。ですから、常にこれを排泄することが必須なのですが、体を温めると体内の脂肪に蓄積した化学物質を皮脂腺から排泄することができるのです。

㈣ガン、難病も克服

「急性骨髄性白血病の術後の高熱による体調不良を改善」

彼女（34歳）は1人目を出産後、急性骨髄性白血病に罹患しました。幸い骨髄移植することができましたが、40℃以上の熱が続き、命に関わるほど回復が難しいと診断されたのです。

いつも体調が思わしくなく、ご家族が私に相談に来られました。酵素玄米魚菜食を中心にした食事と、「野菜果物ジュース」や「生体ミネラル溶液」などを提案しました。

本人は納得して毎日続けられたところ、体調が徐々によくなり、1年半経ったころには子育てや家事ができるようになり、元気を取り戻したのです。その後も、同じような食養生を続け、「手作り万能酵母液」も作って飲用しました。術後5年経った今は、とても元気に生活しておられます。

この間、彼女のご主人や知り合いの方々が彼女の回復を祈り続けてくれたのです。祈りの効果は量子力学でも証明されています。気功やヒーリングでも同じことがいえるのです。私は、このこともいい結果を生んだ理由になっていると思っています。このことは、米国の医師グループが20年間追跡研究を行なった結果でも明らかになっています。

「放射線障害の副作用なしで退院できた」

65歳の友人（女性）が子宮頸ガンで国立病院に入院したと聞いて、私はすぐにお見舞いに行きました。彼女がいた病室は4人部屋でしたが、4人とも子宮頸ガンでした。その隣の部屋の患者さんたちも子宮ガンの人たちでした。

彼女は、子宮ガンの摘出術と抗ガン剤はやらないと決心しており、放射線療法のみを希望していました。生体ミネラル溶液を飲みながら放射線療法を受けましたが、何の障害もおきず元気で退院することができたのです。

生体ミネラル溶液を飲みながら放射線療法を受けると、施術後、組織萎縮や硬化したりする副作用が起きないことは医療機関からも報告されています。

同室や隣の部屋の患者さんたちは放射線療法が進むにつれて、患部のひどい痛みで泣かれていたそうです。彼女だけは副作用が起こらないので、主治医は大変不思議がっていたといいます。

すでに退院して5年が経ちますが、退院後は酵素玄米魚菜食を中心に具沢山の味噌汁などを欠かさず食べていて、今でも元気に過ごすことができています。

彼女はクリスチャンなので、友人たちが皆、「彼女が健康になりますように」と祈ってくれていたそうです。彼女自身も祈り続けていました。こうしたこともいい結果に結びついたのでしょう。

コラム　「ミネラル不足の解消に最適な生体ミネラル溶液」

「生体ミネラル溶液」とは、８０００万年の歳月をかけ、形成された阿武隈山系から産出された特殊な黒雲母花崗岩を食用希硫酸で溶解、特殊製法でイオン化した無機酸化溶媒が主原料となっています。

この黒雲母花崗岩に着眼したのが伝説となった理学博士X氏で、実に開発までに15年を費やし、地球環境の悪化と土壌汚染、人体のミネラルの枯渇阻止が開発コンセプトだったと言います。この溶媒液を１００倍ほどに希釈し、さらに10工程を加え、完成したのが生体ミネラル溶液です。

主原料の黒雲母花崗岩と溶媒液は、和歌山のボトリング工場で保管されており、3・11前のものを使用しているそうなので、放射線などの安全性はもちろんのこと、有

爪の伸びが早くなったら
生体ミネラルが働き始めた証拠!

「希望の命水」飲量の目安

※現代人が不足している1日のミネラル分

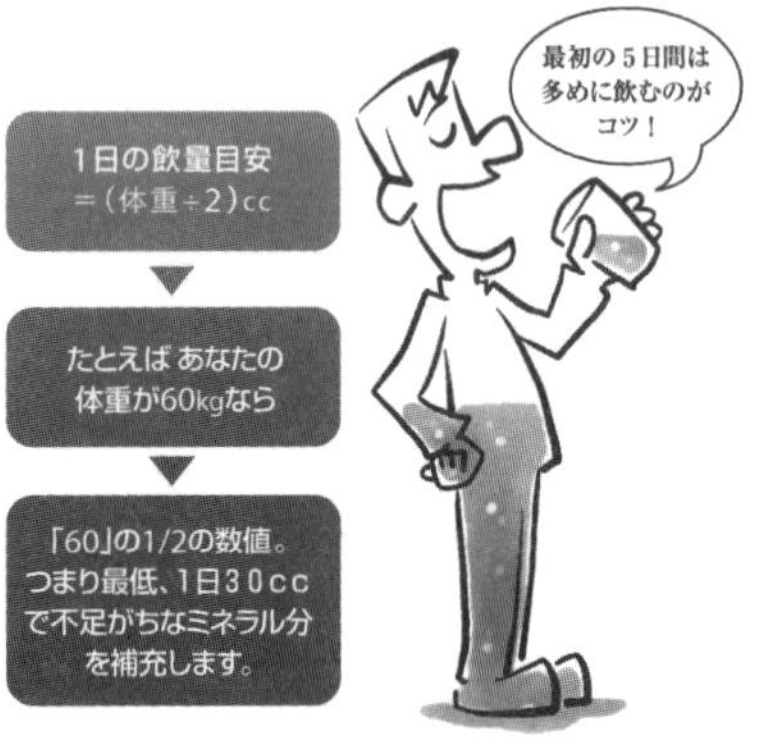

※多めに飲まれても、過分なミネラル分は排出されますのでご安心ください。

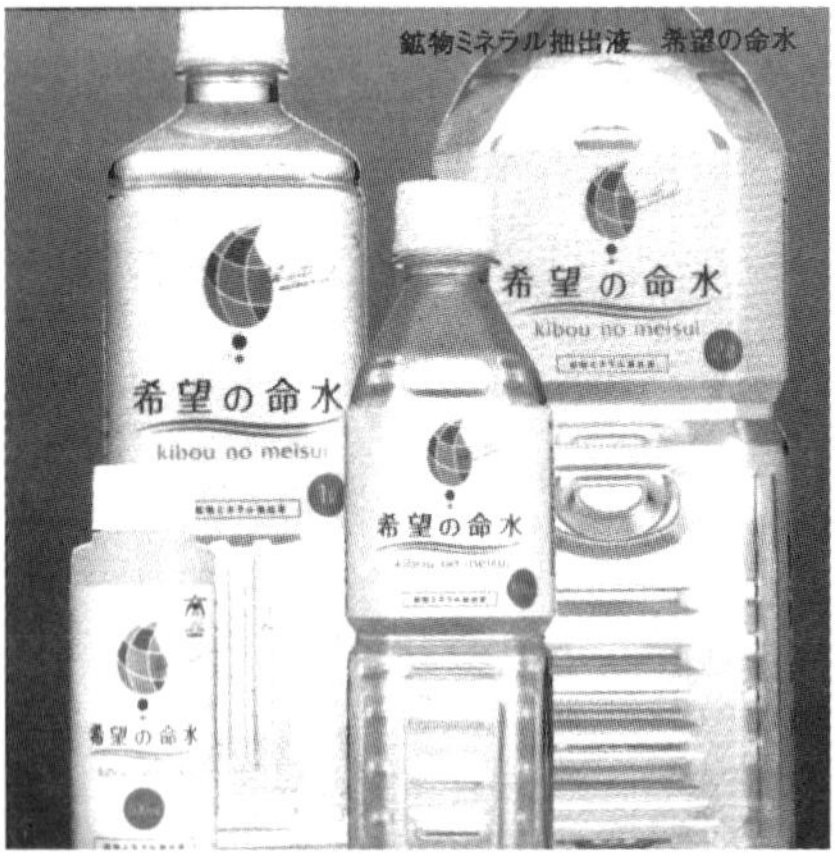

代替療法では、ミネラルの補充は必須

害な重金属検査もクリアしているので、安心してお使いになれるそうです。

成分分析では、36種類以上のミネラルと微量元素がバランス良く配合されていることが明らかとなっていますので、ミネラル不足を補うには最適の飲料水と言えます。

飲み方は、体重×1／2倍ccが基本ですが、体調に合わせ2から5倍前後が目安です。

ミネラルが補充されると、あなたの体に潜む100人の医師が目を覚まし、自然治癒力を高めてくれるのです。全国の代替医療系のお医者さんからの評価も高く、強力に健康をサポートしてくれます。

「缶コーヒーを毎日8本飲んで起きた全身痛が消失」

自動車整備工場で働いている25歳の独身男性が全身痛を訴え、やって来たことがあります。自宅から通勤していて、お母さんが作った朝ごはんを食べ、お母さんが持たせた弁当を食べ、夕食もきちんと食べているといいます。

しかし、数年にわたって毎日、缶コーヒーを8本ほど続けて飲んでいることがわかったのです。缶コーヒーを1日8本も飲んだら、完全に体が糖化してしまいます。**缶コーヒー1本には白砂糖が12グラム含まれていますから、1日96グラム、角砂糖にして32個摂るのと同じです。これでは病気になるのは当たり前**です。

この男性の姿勢を見ると、骨格に歪みがあり、頚椎2番が右に歪み、胸椎、腰部、骨盤、仙骨にも歪みがあります。カイロプラクティックによる施術を10分ほど行ない矯正すると、痛みはかなり和らぎました。

次の日からは薬草を使った温熱刺激療法を行ない、これを1週間に1回、10回ほどくり返したころには、全身の痛みは消失しました。

食養生としては、朝は「野菜果物ジュース」を飲むか、酵素玄米魚菜食に具沢山味噌汁

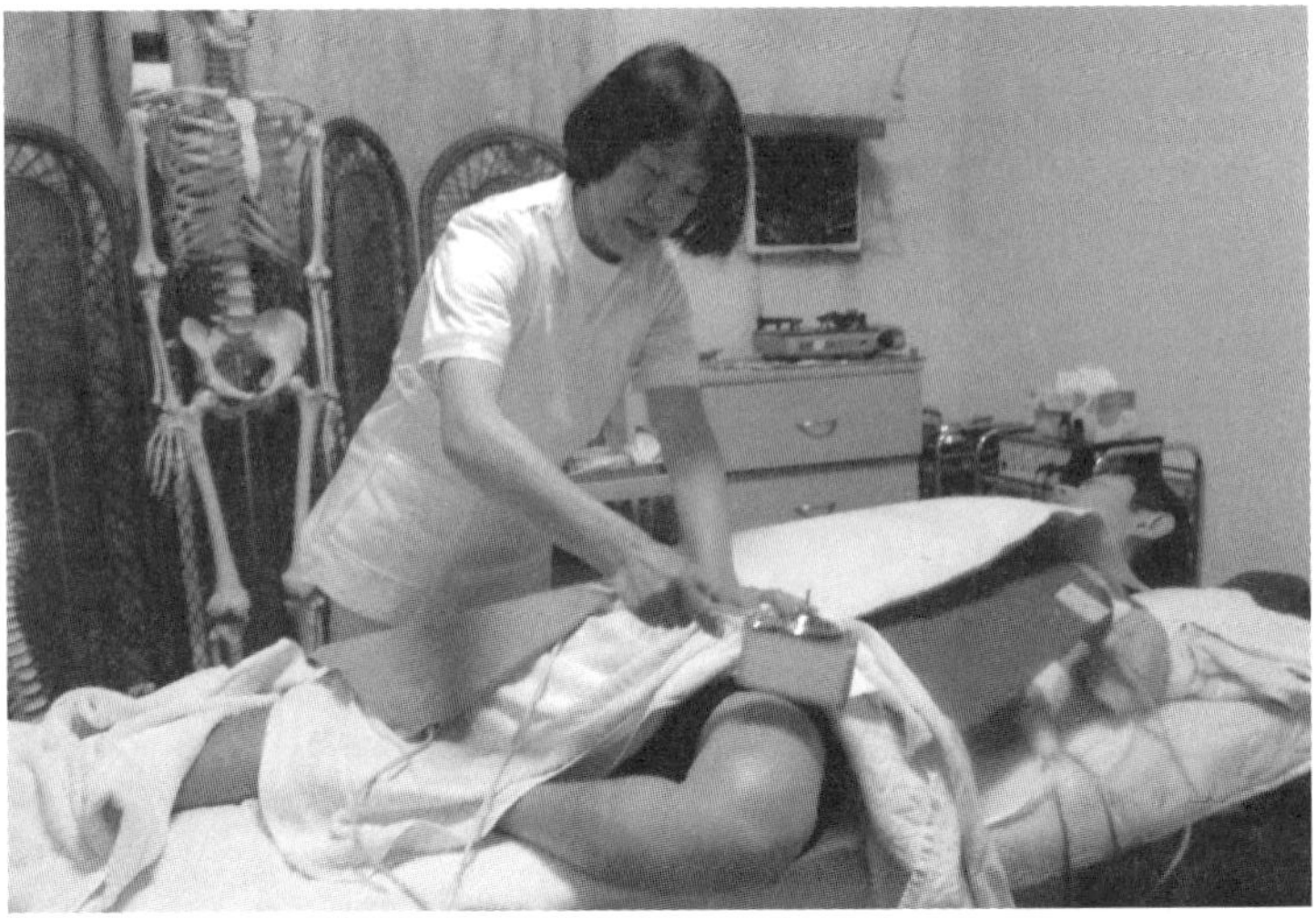

温熱刺激療法を施すことで酵素玄米魚菜食の効果がさらに高まる

を食べるように指導しました。缶コーヒーやジュースには白砂糖が大量に入っていることを伝え、代わりに水筒に水や麦茶を入れておき飲むようにすすめました。彼は素直に実行してくれました。

数カ月後、彼は結婚しましたが、1年後に再会したときは赤ちゃんが生まれ、お父さんになっていました。奥さんが毎日、弁当を作ってくれ、水筒に麦茶を入れてくれるとニコニコしながら話してくれました。

「酵素玄米魚菜食を1週間続けると妊娠糖尿病が改善」

彼女（42歳）が２０１７年3月27日、通院している産婦人科で血液検査を受けたところ、妊娠糖尿病の疑いがあると診断されました。その後、専門医のいる国立病院に行き、病院の定食を食べて2時間後に血糖値を測定すると１６６mg／dℓで、やはり妊娠糖尿病にまちがいないと診断されました。

妊娠糖尿病は巨大児や知能低下赤ちゃんが生まれる可能性があるので、2単位のインシュリンを打つようにと言われました。しかし、彼女は妊娠時にインシュリンを受けてよいものか、疑問を感じ、私の療術院に来られたのです。酵素玄米魚菜食の試食会には、ご主人とともに参加されました。

これまで彼女はご主人と上の子の嗜好に合わせて、白ご飯にお肉などを食べる生活を送っていました。酵素玄米魚菜食を試食したご主人は、「これは美味しい、これだったら毎日食べられます」と納得してくれましたし、一緒に来たお子さんも美味しいと喜んでくれました。

彼女が酵素玄米魚菜食を食べてから2時間後、血糖値を測ると１０４mg／dℓに下がっていたのです。それから、インシュリンを打たないで1週間酵素玄米魚菜食を朝、昼、夕と

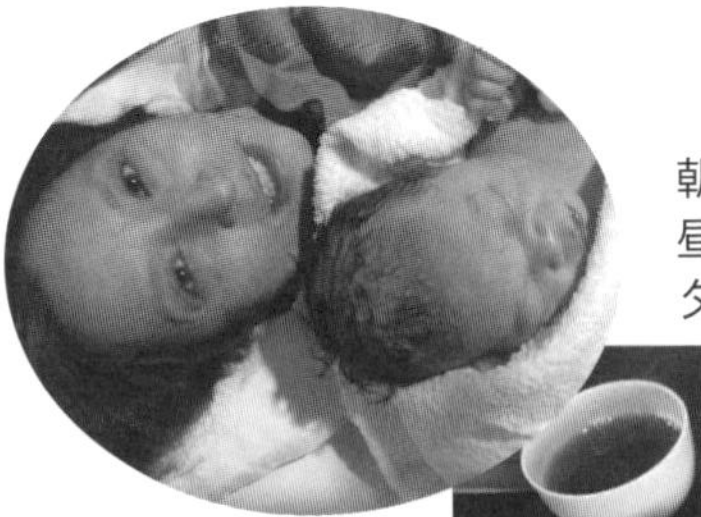

朝：酵素玄米（茶わん1杯）＋味噌汁＋漬物
昼：酵素玄米のおにぎり（梅干入り）＋豆乳
夕：酵素玄米＋味噌汁＋納豆

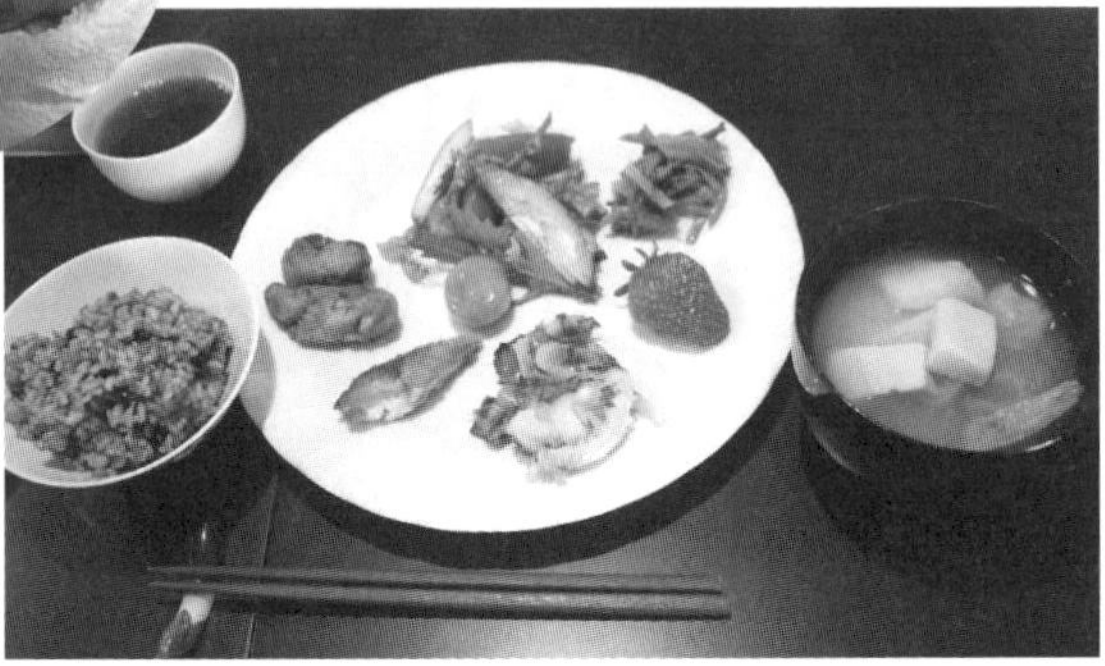

カラーページ
P26
も参照

妊娠性糖尿病だったが、酵素玄米魚菜食にして無事に出産

続けました。その間、毎食2時間後に血糖値を測ると常に100㎎／dℓ未満でしたが、外食した場合は127㎎／dℓに上昇することもわかりました。

1週間続けた後、国立病院で診察を受けたところ、担当医が「インシュリン、こんなに効くことはないんだがなあ」とびっくりされたというのです。彼女の体重は1週間で1キロ減少し、体調も良好で、胎児も順調に育っていました。

さらに1週間後、国立病院で再診を受けたとき、医師は「ウソー！　こんなの初めて」と驚いたそうです。

酵素玄米魚菜食を続けて1カ月後の体重は2キロ減少し、食事をして2時間後の血糖値は80㎎／dℓでした。さらに7カ月目の胎児の体重は正常で、医師は「たいへん順調、ちょうどいいです」とコメントしてくれたそうです。以前はいつも体がだるく、動くとすぐ疲れてしまいましたが、酵素玄米魚菜食にしてからはお通じがよくなり、バナナのようなウンチが出て便秘も解消しました。むくみもとれて元気になりました。

お子さんもご主人も毎食、酵素玄米魚菜食を普通に喜んで食べているそうです。「こんなに酵素玄米魚菜食がいいとは思いませんでした。三食食べて運動しなくても太らないし、体調が整って元気になるので本当に感動しました」と喜んでくれました。

その後、8月14日に「巨大児を免れ、3300グラムの健康な赤ちゃんを無事出産できました」と連絡がありました。産婦人科の栄養士さんも看護師さんも驚かれ、「これまで食事指導で糖尿病が治った人はいませんが、どのようにされたのですか」と尋ねられ、「酵素玄米魚菜食を食べているだけで、血糖値をコントロールできました」と話したそうです。

「心筋梗塞を3カ月間の玄米魚菜食で克服」

私の隣に住むこの男性（70歳）は、心筋梗塞を発症して救急車で搬送され、一命は取り留めたものの、顔は青白くフラフラ状態でした。量子波測定を行なうと心臓、血管、毛細血管などの循環器系、それからコレステロール、高脂血症、動脈硬化、ホルモンバランス、腸内細菌叢、リンパ球などの数値はどれも「3から4」でした。健康体は「8」以上の数値ですから、この測定で見ても、かなり悪い状態でした。

薬剤の投与だけでは体調が改善していないことは明らかです。60歳で定年退職後は、奥さんが外で働いているため、自宅でいつもテレビを見ながら菓子パンや饅頭、缶ジュース、牛乳といった食生活を10年間続けていたのです。

私は酵素玄米魚菜食と「野菜果物ジュース」を中心にした食養生を奥さんにも説明し、すぐに実行してもらいました。水は機能水を1日1・5リットル飲んでもらいました。それから3カ月後、再度量子波測定をしたところ、すべての数値が「8、9」以上に改善していたのです。

さらに、薬も止めて食養生を中心にした生活を続けた結果、健康な体を取り戻し、庭の手入れや草刈りなどもできるまでに回復できたのです。

「20年来の便秘が3日目で改善」

夜勤専門の看護師であるこの女性（42歳）は20年以上も便秘で悩んでおり、便通剤を飲まないと排泄できない状態になって相談に来られました。

食生活を尋ねると、コンビニの弁当と惣菜が中心とのことでした。少しの食事を作るのに材料を買っていたのでは高くついてしまうというのがその理由でした。

そこで、「便通剤だけに頼っていると腸の排泄機能が弱くなっています。しかも、これだけ長いこと便秘にかかっていると大腸ガンにも罹りやすいので食養生で改善しましょう」と提案しました。

いつもはコンビニ弁当を電子レンジで温めて食べているというので、栄養素を破壊しないように蒸し器か電気オーブンで温めることにしました。そして、発酵玄米魚菜食と「野菜果物ジュース」を増やしていくことにしたのです。

毎日、朝食20分前に「野菜果物ジュース」を飲み、食事は酵素玄米魚菜食と具沢山味噌汁、1皿にのるくらいの手作り漬物、作り置き惣菜を食べました。夜の食事は、できるだけ酵素玄米魚菜食と具沢山味噌汁にし、焼き魚やムニエルなども追加しました。

これだけで、何と3日目に電話があり「20年以上苦しんだ便秘が解消し、大量の便が出ました。その後も便通剤に頼ることなく、排便できている」と知らせてくれました。

彼女の場合、夜勤専門の仕事で昼間眠る生活で、よく眠れない日もあり、内臓などの働きをコントロールする自律神経系のバランスが崩れやすかったのです。そのうえ、食品添加物だらけのコンビニ弁当と惣菜を食べていたことで、便秘症が発症していたのだと考えられます。

便通が改善され、内臓の働きが円滑化すれば、肌のしみやくすみも消え、若々しさを取り戻すことができます。便秘を甘く考えてはいけないのです。酵素玄米魚菜食は、ビタミン、ミネラル、酵素などが豊富なうえ、食物繊維が多いので、便通が解消できたのでしょう。そのうえ、7センチの卵巣嚢腫が3センチに縮小できたのです。

「高齢者の物忘れや高血圧、認知症が改善」

食と水と健康について私の講演会を聞いた人たち7人（72歳から82歳）が訪れたときのことです。皆さん、足腰に痛みがあるといいます。なかでも72歳の女性は、アルツハイマー型認知症と診断されていて、何とかしたい一心で来られたそうです。

全員、高血圧症で薬を飲んでおり、物忘れがひどいので認知症を心配していました。そこで、皆さんの量子波測定の数値を調べたところ、心臓、血管、血液、動脈硬化、腸内細菌叢、リンパ球、免疫、ホルモンバランスは全員「4から6」、ビタミン・ミネラルも「4から6」、視床下部と脳下垂体は「8から10」、自律神経は「8から9」、大脳が「8から9」でした。明らかなのは、皆さん、ビタミン・ミネラルが不足していることでした。

とくに72歳の認知症の女性は大脳が「6から7」で、海馬は「4」でした。海馬は短期記憶を担っていますので、この女性は明らかに認知症です。

皆さんに食養生をすすめました。朝は朝食20分前に「野菜果物ジュース」を飲み、朝食を食べたくない人は食べない、軽く食べたい人は軽く酵素玄米と味噌汁を食べる。昼と夜は酵素玄米魚菜食をベースにした食事をしてくださいとお願いしました。

水は、機能水（エネルギー値が18で、脳に作用する水）を1日1・5リットル飲んでいただきました。一人の方がこの水の生成器を購入されたので、皆さんにも配ってもらったのです。

3カ月後に来院してもらい、お話を聞くと、皆さん、3日目で大量の便が出て、血圧が正常化し、薬は飲まなくなったといいます。6人ともエネルギー値は「8から9」以上でした。

認知症の72歳の女性だけは遠方に住んでおられたため、機能水は飲まれませんでしたが、食事療法はきちっと守ってくれました。その結果、脳の海馬の数値が「4から6」に改善し、ほかは「8から9」に改善していました。高血圧も改善できていました。

運転してきた75歳の男性は、「カラオケで歌詞を忘れ、思い出せなかったのが、一週間で歌詞を見なくても歌えるようになった」とおっしゃっていました。

「夫婦ともども、長年のうつ病を発酵玄米魚菜食と機能水で克服」

10年ほど前のことですが、肩こり、腰痛、筋肉痛がひどくて困っていると言って、一人の女性（63歳）が訪ねて来られました。そのときは、骨格の調整を施してあげたのですが、容貌が〝お薬様顔貌〟（無表情）で元気がありません。

お話を聞くと、ご主人（65歳）が20数年前にうつ病になってしまい、その2年後、自分もうつ病になって薬を常飲しているということでした。肩こりと背部痛、腰痛は3回の施術で改善したので、次回は、やはり肩こりがひどいご主人も連れて来られると言います。

「24年間、二人ともうつ病で薬をきちんと飲んでいるのに、少しも良くならない」と悩んでおられました。

「仕事は続けないと生活できないので働き続けているが、とてもつらくて二人で何度も死のうと思ったことがある」というのです。私は「うつ病は薬に頼っているといつまでも治らないですよ」と話し、食養生をすすめました。酵素玄米魚菜食を中心に、「野菜果物ジュース」を摂ると、血液が浄化するし、脳も心も元気になると説明しました。そして、『食事で治す心の病』（岩手大学名誉教授大沢博著）を貸してあげたのです。

その1週間後、薬を全部止められ、食養生を実行することになり、治療院に設置している機能水20リットルを分けてあげたのです。その後、定期的にこの水をもらいに来られましたが、3カ月経ったころ、二人揃ってニコニコ笑顔で訪ねて来られたお二人の様子は、最初見たときとは別人のように若返り、元気になられていました。

「本当にうつ病が治り、とても感謝しています」と言われました。

同じように、43歳の夫がうつ病になり、2年間心療内科に入退院をくり返しているうちに、看病していた40歳の妻もうつ病になったご夫婦がいます。このご夫婦も同じようにすることで、うつ病や強迫観念症などの精神疾患を克服しています。

コラム　「めざめ玄米®（発酵発芽玄米）を食べて、1年で20代のスーツも着れるように!」

（渡辺茂・53歳）

渡辺茂さんが玄米菜食を思いついたのは約20年前、欧州や、米国で海外勤務していた時のことでした。

「実は娘がアトピーに罹っており、それを何とか治せないものかと思っていたのです。そんな時、アメリカで久司道夫さんが主催している『玄米菜食セミナー』に参加し、食事改善をしてみようと思ったのです。いつも接待続き、コース料理を週に2から3回食べて美食していたこともあり、私自身今より、体重が10キロ以上もあり、いろい

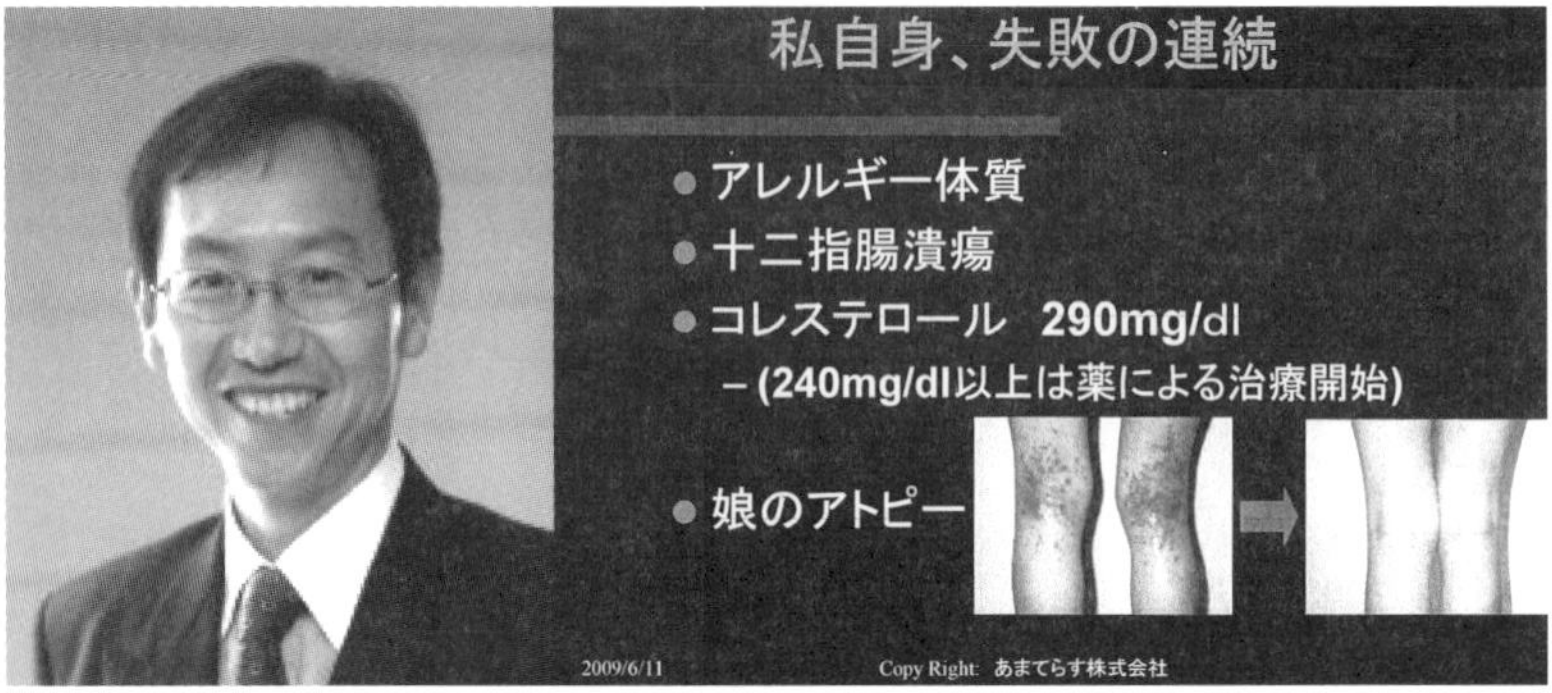

渡辺茂さんは3カ月から6カ月で効果を体感した

ろダイエット法を実践したのですが、どれもこれも失敗続きで多少、諦めかかっていたのです」

玄米食を実践した効果はてき面。「娘のアトピーも写真のようにキレイ！　6年間、ステロイドを塗っても治らなかったアトピーが、半年でほぼ完治。また、私自身も3か月くらいから効果が現れだし、半年もしたら、かなり減量、1年たったら、20代の時、着ていたスーツが着れるほど、お腹がサイズダウンし、10キロほど体重も減ったのです。しかも自然に減量されたので、リバンドしません。」と渡辺さん。

「お陰様で、十二指腸潰瘍も改善、コレステロールも290ミリグラムあったのも正常値に戻ったのです。体が軽快で生まれ変わったような気分がします」と渡辺さんは絶賛。

現在は玄米菜食からさらに進化し、玄米を発芽させて、**発酵させた「めざめ玄米®（発酵発芽玄米）」を1**

日2食続けています。これを友人や知人に薦めたら、**やはり皆体調が若い頃に戻って慢性病を抱えた人もほぼ改善**しました。

そこで、簡単に3日目で自動で発酵発芽玄米を炊ける炊飯器を工場に発注、それを皆に知らせたら、あっという間に炊飯器が売り切れ！

それならもっと便利でワンタッチで簡単に操作できるものをと改良を重ね、ネット販売したら、あっという間に数年で3万台も売れ、現在では、20万人以上に愛食されています。

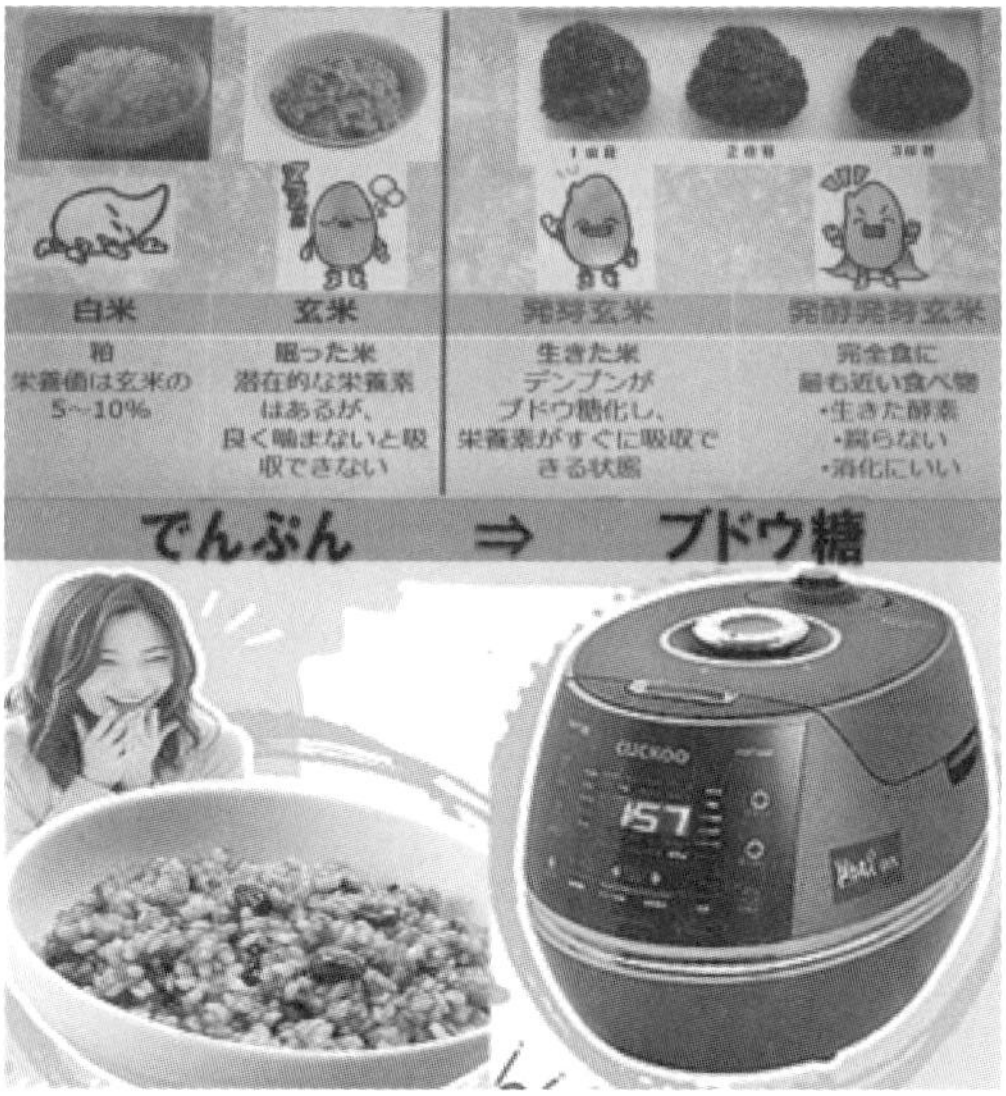
白米
粕
栄養価は玄米の5〜10%
玄米
眠った米
潜在的な栄養素はあるが、良く噛まないと吸収できない
発芽玄米
生きた米
デンプンがブドウ糖化し、栄養素がすぐに吸収できる状態
発酵発芽玄米
完全食に最も近い食べ物
・生きた酵素
・腐らない
・消化にいい
でんぷん ⇒ ブドウ糖
CUCKOO

一升炊きが可能な自動『発芽玄米炊き』

現在は、これに自然栽培・完全無農薬玄米をセットし、毎月気軽に購入できる24回無農薬玄米が届くシステムと、機種代ゼロと初期費用を抑えたセットプラン（月払い1万円以下も可能）を組んで、多くのお客さんに利用頂いています。

無農薬の玄米は、あの『奇跡のリ

ンゴ』おじさん、木村秋則さんが指導した完全無農薬・自然栽培米で、99％以上発芽・発酵します。通常の農薬のかかった玄米では発芽率が5割にも達しません。

渡辺さんの当面の目標は、「〝めざめ玄米〟を食べる人、人口の1％、100万人ほどにすることです」。1000万人以上が発酵発芽玄米を食べるようになったら、日本の農村に大きな変化が起こるのではないでしょうか。

取材協力／あまてらす㈱　http://www.amateras.jp/

めざめ玄米デビュープラン　http://www.amateras.jp/debutplan

3章 伝統食の復権で医療費は減らせる

(一)1人が年間米1俵を摂取すれば日本人は健康になる

●先進国中で日本だけガン死が増加している!

現在、先進国のなかでガン死が増加しているのは、日本だけです。米国では2000年代に入ると毎年3000人ぐらいずつガン死が減りだしているのです。そのきっかけをつくったのが、米国の上院議員マクガバン氏によって提出された5000頁にも及ぶ世界的に有名な「マクガバン・レポート」(1977年)です。

この報告書は、世界中の食生活を精査した結果、米国が慢性病大国となった原因は動物性タンパク質と乳製品の過剰摂取にあると結論づけました。そして、野菜や魚介類などを中心とした日本の元禄時代以前からの伝統食(玄米食)が理想的であるとしたのです。

90年に入ると米国国立ガン研究所(NCI)が世界に先駆けてデザイナーフーズ計画を策定し、ガンを予防できる野菜や果物、穀類など植物性食品を中心にした食事を推奨しました。

簡単に言えば、**「ガンや心臓病などは肉食を中心とした食源病であり、高脂肪・高タンパ**

ク・高カロリーの動物性食品は控え、未精白穀物、野菜、果物を多く摂取しなければならない」としたのです。

デザイナーフーズのプログラムでは、ニンニク、甘草、大豆、ショウガ、茶、ターメリック、玄米などが上位を占めています。

こうした食生活の改善によって、米国は見事にガン死増加に歯止めをかけ、ガン死減少に成功したのです。

ニューヨークの100万人の子どもたちの給食の実態調査も行なわれました。子どもたちの弁当はパンにハムやハンバーグなどを挟み、市販のジュースやコーラなどでした。

そこで、4年間にわたって、給食を生野菜サラダ、果物、パンを全粒粉（無精白米）などに置き換え、実験しました。その結果、子どもたちの成績は毎年11・5％ずつ上昇していることがわかったのです。

一方、日本では伝統食は隅に追いやられ、高脂肪、高タンパク、高カロリーの欧米食が主流となって、ガンや糖尿病、高血圧、脂質異常、動脈硬化などの慢性病が蔓延しています。そのために、医療費は高騰し続け、財政破綻寸前という事態に陥っています。

現在、高校生の子どもがいるお母さん世代は、子どものころからラーメン、菓子パン、牛乳、パン、ウインナー、ジュース、惣菜などを買うことが当たり前の時代に育っています。

米国は西洋医学一辺倒から代替医療を推進、ガン死減少に成功

米国でガン死が減少に転じたターニングポイントとは？

●1985年、米国国立ガン研究所（NCI）テビィタ所長は、
「抗ガン剤は反抗ガン剤遺伝子（ADG・アンチドラッグジーン）によって無力化される」と議会で証言。

●1988年：NCIリポート（ガンの病因学）「抗ガン剤は強い発ガン物質であり、投与すると新たなガンを発症させる」と警告。

●1990年：政府機関OTA（米議会・調査専門部門）リポート（300頁）を発表。
「ガンの三大療法よりも自然療法がガンを治す」と断定。さらにNCIは自然療法の体制整備、自然療法を行なう病院と治療家との連携、自然療法を保険適用にすべき。「NCIは国民のガンセンターではない。ガン療法は進歩しているとするNCIはマスコミと世間にウソをついている」と厳しく追及。

●1990年代：NCIは『デザイナーフーズ計画』を発表。動物タンパク質や乳製品を制限、野菜や海藻、魚介の摂取（江戸時代の食事）を奨励。

ガンに有効とされる食品ピラミッド

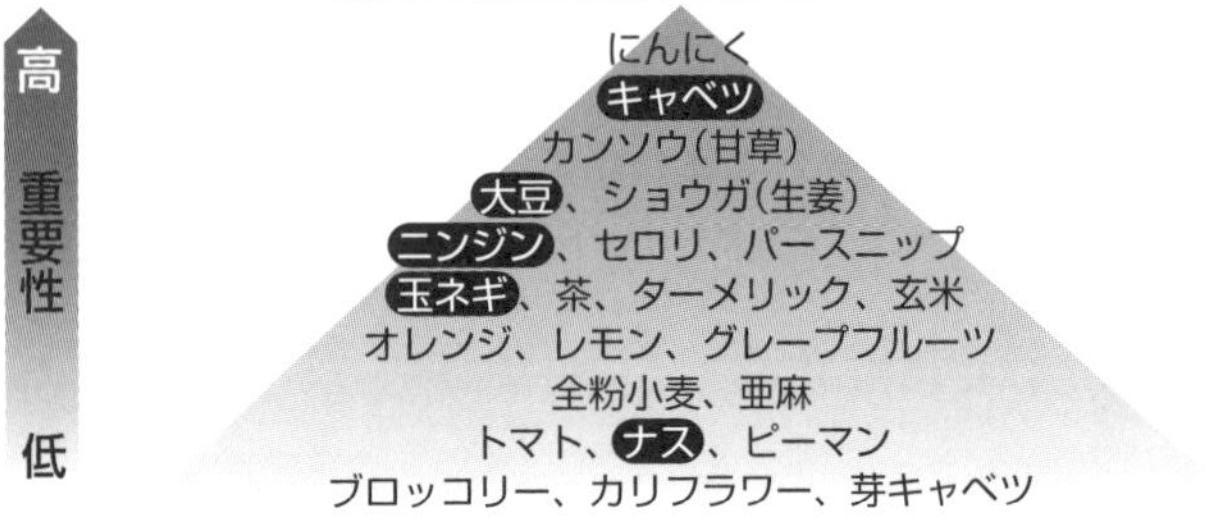

野菜の免疫力を比較

野菜をすりつぶしてマウスにエサとして与えて免疫力を高める効果をOK-432（ガン治療薬として使われる免疫療法剤）と比較したところ、キャベツ・ナス・大根などが薬に匹敵する効果を持つことが認められた。

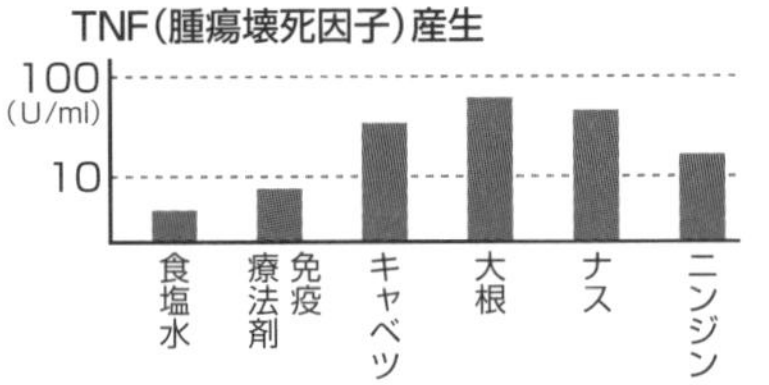

米国国立ガン研究所

じつは加工食品には添加物が混入し、そのことで健康を害していることが見えにくくなっています。どこかで食について正しい知識を身につけなければ、子どもたちの生命が危ないのです。

日本の人口減少が深刻になってきていますが、1ccあたり1億個以上あった若い男性の精子が2、3000万個以下に激減していることが判明しています。

私が若い女性の子宮の量子波測定をしますと、数値が「8、9」あれば妊娠できますが、「5、6」になっていることが多いのです。女性ホルモンが減少し、生理不順になっている女性も増えています。

人口問題やガン死の増加を解決するには、何よりもまず食生活を改善することが必須なのです。

『医食同源』より『医食農同源』への転換が必要

「医食同源」とは古くから伝承されている言葉です。病気の治療も普段の食事も人間の生命を養い健康を維持するためのもので、源は同じであるという考えです。ところが、その食べ物が化学合成物質に汚染されています。農薬や食品添加物などが入った食品が私たちの周りに氾濫しているのです。

かつて日本では、産業の発展の代償として公害病が生み出され、水俣病、イタイイタイ病、川崎病などが社会問題になりました。同じことが農業でも起こり、農薬や化学肥料が多用されています。そうして栽培された農産物が店頭に並んでいるわけですから、私たち消費者はもっともっと賢くならなければなりません。

現在、生体ミネラル溶液を使った農法、スーパー微生物農法、EM菌及び微生物農法、無農薬・無肥農法などいろいろな自然農法が普及しています。どこまでも人間にも動物にも微生物にも優しい農業を目指していくべきでしょう。

その一つとして、自宅の庭やプランターを使ったり、近隣の空いた土地を借用して無農薬栽培を試みてはどうでしょうか。休日には親子揃って畑で土作り、野菜や果物の栽培を始めてみてはいかがでしょう。自分で作った野菜や果物の味は格別です。

こうした体験を通じて子どもたちは生命を慈しみ、自然のあり難さを知ることでしょう。そんな子どもたちは陰湿ないじめに参加したり、人を傷つけても何とも思わないような人間になったりすることはないでしょう。ですから私は、「医食同源」よりも「医食農同源」をすすめています。

私も庭に小さな畑を作って、レタスやパセリ、ピーマン、小松菜、大根、ニラ、ブロッコリーなどを栽培してきました。その後、農家をしていた夫の実家に移ってからは、菜園で15種類の野菜を無農薬で栽培しています。畑に野菜がないときだけお店で購入しています。お米は他の農家の人に頼んで作ってもらっています。

化学肥料や農薬のかかった野菜、キュウリ、トマトなど何でもそうですが、農薬の味が染み込んでいて美味しくありません。無農薬のものはビタミン・ミネラル、酵素が豊富で甘くて美味しいのです。

とはいえ、自然農業・無農薬の有機農業は日本の農業の2％しか普及していないのが現状です。ですから、無農薬農産物がいいとわかっていても、なかなか手に入りません。できるだけ、無農薬に近いものを探して食べるしかありませんが、国の政策としては、ロシアやイタリアで実践されているように、できるだけ自然農法を推進していくのが得策だと思います。

たとえば、イタリアでは、農産物を県単位以外には流通させないという条例があり、農産物は地産地消が基本になっているそうです。日本の２０１６年度の農林水産省の予算では、「健康な食生活を支える地域作り推進事業」として３億８８００万円が計上されました。しかし、こうした取り組みでは抜本的な対策になりません。

●お米の消費量は約半世紀でほぼ2分の1に

日本人の米の消費量のピークは昭和37年（1962年）の118・3キログラムで、その後は年々減少し、平成21年（2009年）は58・5キログラムとピーク時の約半分にまで減っています。早晩50キログラムを割るでしょう。それに伴い、味噌、醤油の消費も減少しています。

この流れは、GHQの指示で学校給食が開始され、パン・牛乳・肉類を給食で食べはじめたことや、昭和38年ころよりラーメン、ウインナー、パン菓子、お菓子、アイスクリームなどの加工商品が市民生活に溶け込んだことで加速してきました。資本主義の発達に伴って起きた現象ともいえます。

同時に、日本の文化が西洋化するにつれて日本食（和食）もどんどん西洋化してきました。

こうした食の変化は、現在の若者たちの親の世代（60歳以後）から始まったので、純粋な米食文化を知らない世代といえます。しかし、長い歴史の中で、お米は日本人の大事な主食であり、命綱であり続けてきたのです。

そのお米も含めて、日本で作られる農産物の自給率は39％に減少し、先進国では最低の

1人当たり年間50kgを割るのは時間の問題

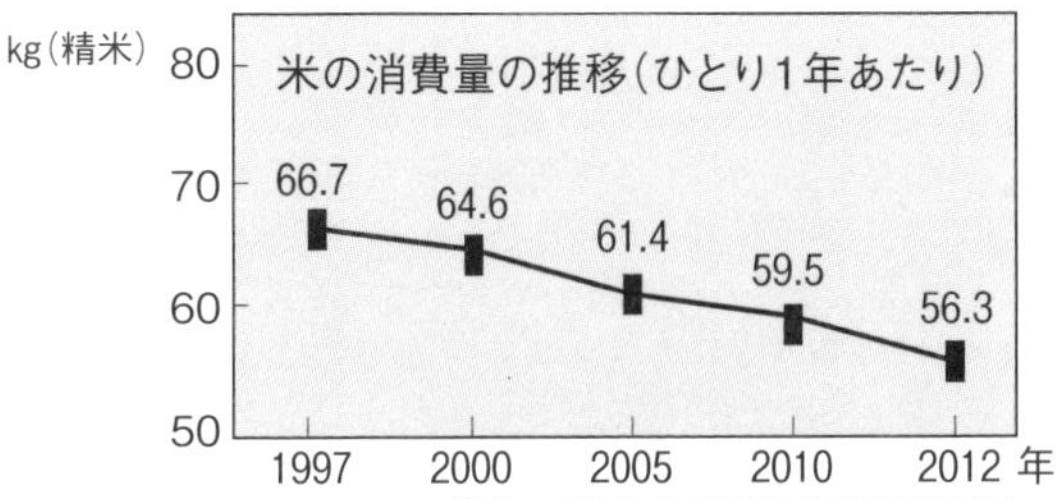

出典：農林水産省「食料需給表」

食料自給率は40%を割った

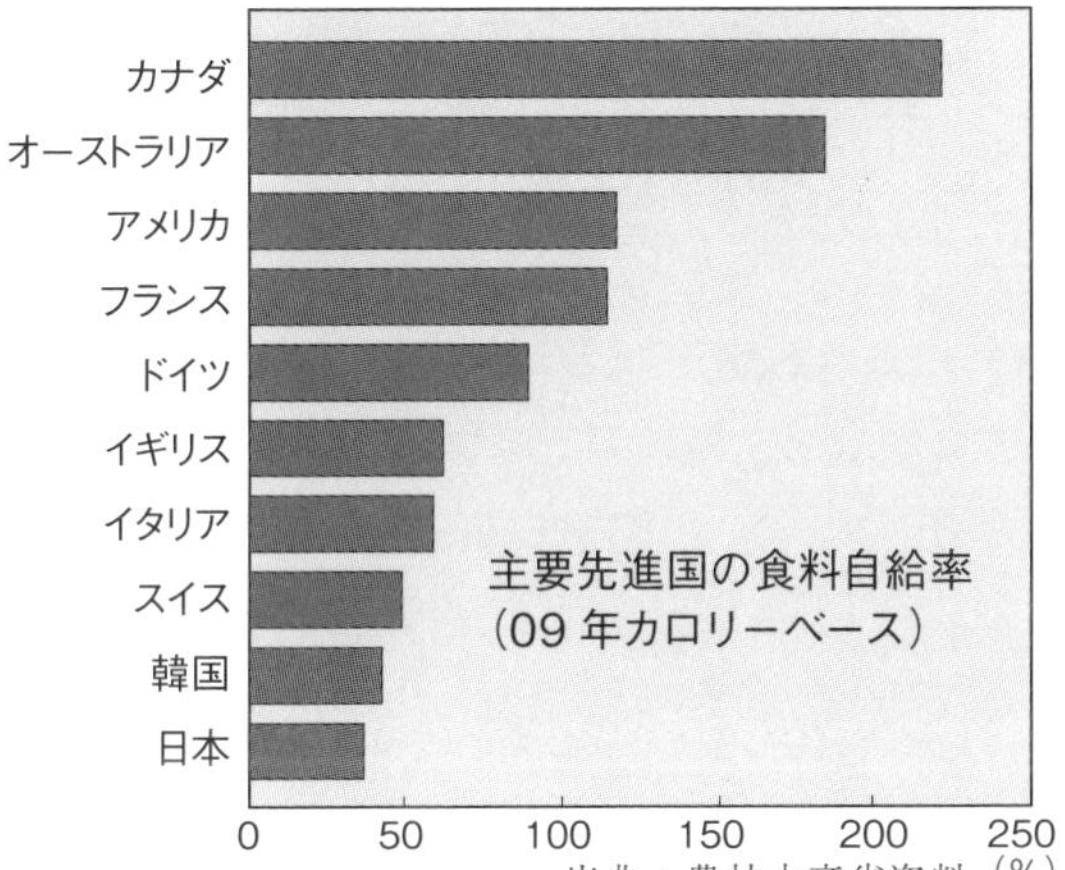

出典：農林水産省資料

食料自給率です。経済を優先し、貿易国なのだから食料は輸入すればよいという道を選択した結果です。

しかし、思い出してください。最大の凶作だった平成12年、タイから米を緊急輸入しなければならない事態に追い込まれたときのことです。他の国の輸入量が減ってしまい、大きな損害を与えました。**他国に食料を依存するのは大きな危険を孕んでいるのです。食料供給が途絶えたら、どうなるのでしょうか。**

食料自給率を上げるためにすぐできることがあります。それは、お米の消費量を増やすことです。お米の消費量が増えれば、水田が蘇り、水田の貯水機能はダムの役割を果たし、土砂崩れや洪水も防ぎます。お米を食べて田んぼを守っていくことは、食料の確保だけでなく、環境を守り、自然災害から私たちの暮らしを守ることにも繋がるのです。

私がすすめている酵素玄米魚菜食はもちろん健康のためですが、日本のお米文化を守り、日本の農業を復興させて食料自給率を上げていくことにもつながっていると考えています。

私の家族は、年間、5人で5~6俵を食べています。3食ほとんどご飯です。そうめんやラーメン、焼きそば、うどん、パンなども、ときには楽しく食べますが、基本はご飯です。とりわけ、酵素玄米を食べるようにしています。

わが家の子どもたちが学校に通っていたころはパン給食でしたが、今はご飯給食も増えてきました。JA農協の調査によりますと、**一人あたりでお米を今より平均で月間1・5キログラムずつ多く食べれば、1年で60キログラム、つまり米俵1俵分になる**そうです。ご飯お茶碗1杯を150グラムとすると、1・5キログラムのお米はお茶碗で約10杯分です。これくらいなら、今より多く食べることはそんなに難しいことではなさそうです。「1人1年で1俵」を目指して、積極的にご飯料理を食べてみてはいかがでしょうか。

できれば、酵素玄米として食べ、魚菜食も一緒に食べれば家族揃って健康生活が可能となるのです。

●「玄米食にすると日本経済が沈没する」（国立栄養研究所）はあり得ない

国立栄養研究所ではかつて「玄米食の問題は、政治的な関係ですすめられない。みんなが玄米食にすると、飼料・油脂・石鹸の会社がつぶれる。日本経済は沈没しかかった船みたいになるので、そっとしておかねばならないのだ」といった見解を述べたことがあります。

とはいえ、このまま生活習慣病を放置し、薬漬け医療を推進し続けて良いはずがありません。

また、ある食育アドバイザーは「玄米食は大人にはよいが、子どもには明らかに有害だ。玄米は粉食にしないかぎり、玄米のままでは子どもに消化不良を起こさせる」と発言しています。また、「玄米は軽労働者にはよいが、重労働者にはカロリーが足りない」とも述べています。

玄米と白米のカロリーは分析上ほぼ同じ、ということぐらいは当然知っているはずです。多分、玄米食の場合は副食のとり方が少なくなるので、「白米食に副食ドッサリ」に比べると、「全体のカロリーが少なくなる」という意味でしょう。

しかし、これは間違いです。病の人でも玄米食を続けると、大抵は2、3週間で「めっ

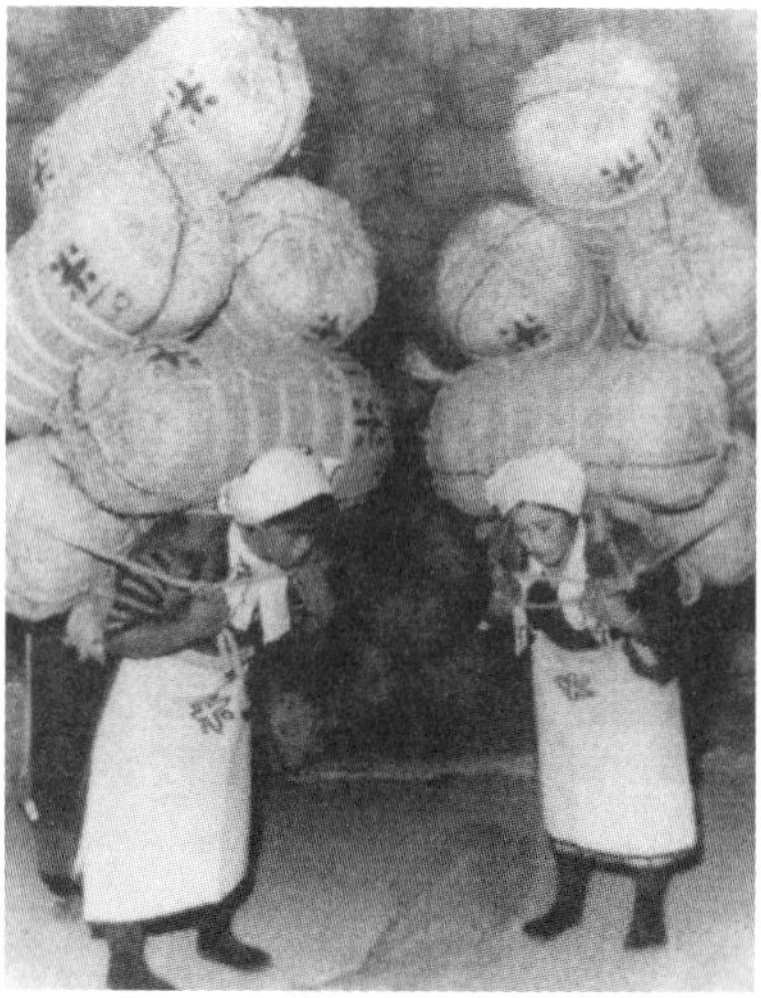

昭和初期の女性は米俵5俵を担いだ!?
（山形・山居倉庫資料館）

きり力がついてきました」ということが多いのです。それは、先に述べたように、玄米に含まれる豊富な栄養成分によるものでしょう。重労働の場合でも、玄米食のほうが断然スタミナが続きます。

とくに本書で紹介している酵素玄米は発酵することで、玄米の栄養素がさらに増加していますから、栄養不足になることはあり得ません。

私の療術院では、子どもにも酵素玄米魚菜食をおすすめしていますが、ほとんど問題は起きていません。

写真は昭和初期行なわれた大会での農家の女性たちです。1俵で60キログラムもあるのに5俵の米俵300キログラムを背負っています。普段から肉体労働が多く、体が丈夫だったということもあるでしょうが、**当時食べていた玄米ご飯と野菜や魚、漬け物などの伝統食も力の源になっている**と思います。

味噌や醤油などは手作りしていた時代です。野菜は人糞や鶏糞を使った有機農法でしたから栄養豊富でした。そうした食品を摂っていたことで体のエネルギーも相当大きかったことが窺えます。

コラム　どうしても肉を食べたいときの食べ方・選び方

私は、酵素玄米魚菜食でわが家の子どもたちを育ててきました。それでも、成長期の子どもたちが肉を欲しがることがありました。そんなときは、肉を生体ミネラル溶液に15分前後、つけ洗いしていました。

マーケットで市販されている肉（肉全般）は、飼育時の餌になる牧草やトウモロコシに農薬が散布されていますし、ワクチンや抗生物質の注射をされて育った家畜なのです。そこで、生体ミネラル溶液でつけ洗いして、農薬や化学肥料の毒素を分解していました。その後、塩麹（他の酵素でも可）などにつけておき、肉をやわらかくしてから料理していました。

そうしているうちに、「また肉を食べる」と子どもたちに聞くと、「もういいよ、また欲しくなったときに作って」と言うようになりました。今は3人とも東京で生活をしていますが、コンビニ食は食べずに、自炊をしています。酵素玄米魚菜食を食べて育つと、ファストフードやコンビニ食は避けるようになるのです。

なかには統合医療を行なっている先生でも「肉を食べなさい」と言っていることがあります。そのことをすすめる本も出ていますが、その肉がどんな肉なのかを確認することが大事です。

ニュージーランドには、50年間も無農薬の牧草を食べ、放牧された牛がいます。その肉や牛乳は、私たちがマーケットで買っているものとはまったく質が違うものです。量子波測定で数値を出すと、エネルギー値が「19」あります。一般の市販製品の肉は「3」のエネルギーしかありません。

日本の牛舎で育った牛の糞は茶色で、とても臭いのですが、放牧されて育つと臭くないといわれます。このニュージーランドの牛の糞は緑色で、まったく臭くないそうです。

「生体ミネラル溶液」で肉をつけ洗いすると述べましたが、この溶液を使って玄米や野菜、果物から農薬を除去する方法を紹介します。

ボールに水を入れ、生体ミネラル溶液を数滴たらしてから15から20分前後、玄米や野菜、果物を浸しておきます。これだけで、ほとんど農薬が分解します。しかも、ミネラル成分が吸収されます。

大葉ですと、数秒、生体ミネラル溶液につけただけで農薬が分解され、大葉本来の

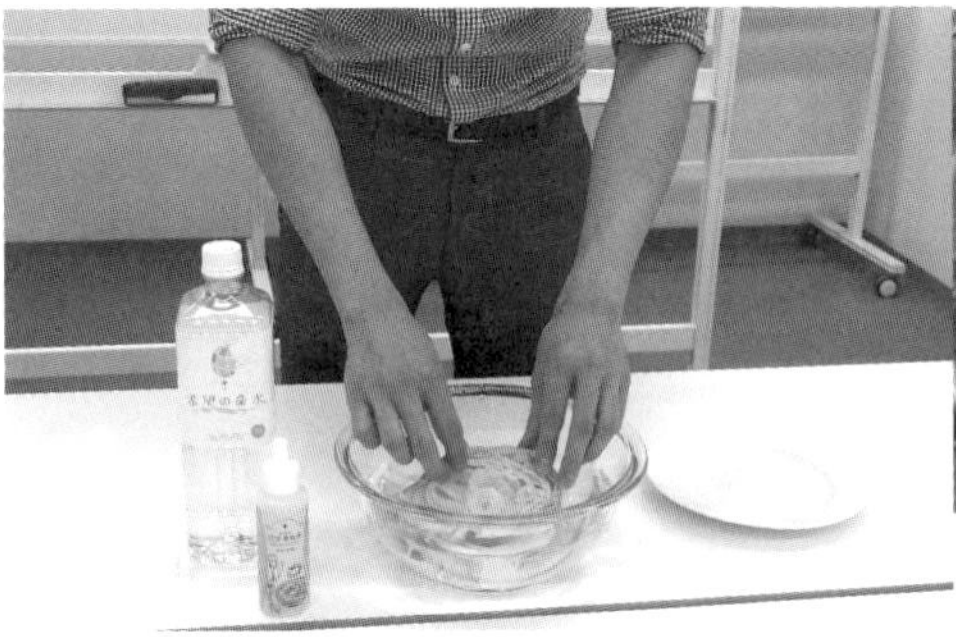

生体ミネラル40倍希釈溶液に15分浸す

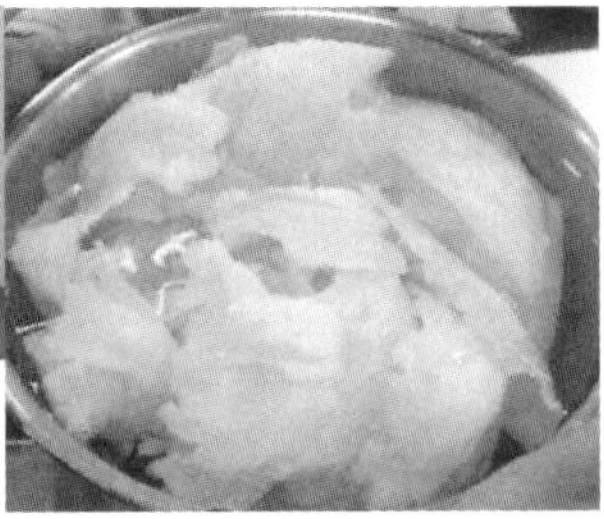

94%の残留農薬を分解除去でき(0.11ppm)、15分後には農薬が表面に浮く

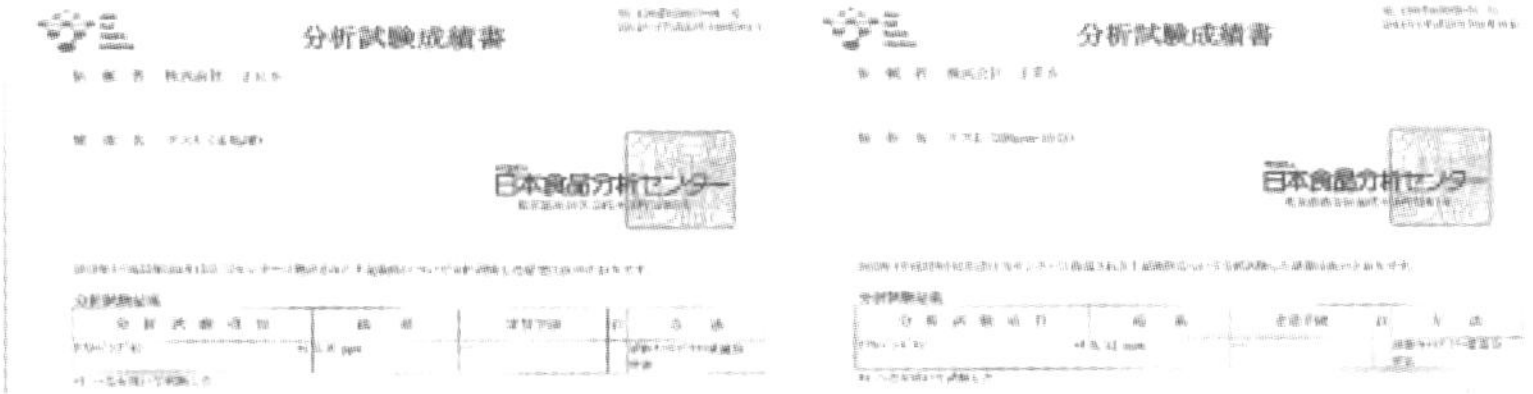

分析試験成績書

日本食品分析センター

分析試験成績書

日本食品分析センター

資料提供:㈱ジェイ イー エス

味に戻ります。実験するとすぐにわかります。

玄米は生体ミネラル溶液で洗うと、農薬が黄色い汁になって出てきます。味が変化して旨味も増します。

ネオニコチノイド系農薬は、濃度が低くても作物の隅々まで浸透するため、残留成分は洗っても落ちにくいため、欧州では販売禁止処置が取られています。しかし、まったく野放しです。

この農薬は茎や葉、果実の内部まで深く浸透していますから、なかなか落ちにくいのですが、生体ミネラル溶液は浸透性が高いので分解される可能性が高くなります。

日本食品分析センターの試験では、1・8ppmあった茄子の残留農薬が生体ミネラル40倍希釈溶液に15分浸しただけで、0・11ppmと94％も除去されたことが判明しています。

入手できるのであれば、自然農法で栽培されたものがいちばん望ましいのです。私は、これまで家庭菜園で15種類の野菜を作り、食べてきました。安心して食べられ、栄養的にも優れています。もう少ししたら、父の田畑を利用して無農薬栽培で野菜、果物を育てたいと考えています。

また、その作物を使って酵素玄米魚菜食のクッキング教室を開こうと計画しています。それが予防医学の推進になればと考えています。

●酵素玄米魚菜食には老化遅延効果もある

発酵玄米魚菜食には、玄米の栄養効果と酵素の生体防御効果がありますから、毎日適量を食べ続けますと老化を遅延させることもできます。

誰でも老化を避けることはできません。しかし、酵素玄米魚菜食を食べ続けていますと、老化のスピードを下げることができます。この食養生を続けている方たちを見ていますと、実年齢より10歳以上若さを保つこともできているのがわかります。

たとえば、耳がハッキリ聞こえる、目がよく見える、膝が痛くならない、足先が冷たくならないといった声をよく聞きます。

年齢とともに細胞は衰えてゆきますが、これを防止するには、体が必要とする栄養素を的確に取り入れることです。鉄も古くなれば錆びて衰えていきます。人間の体も年をとれば錆びやすくなります。その錆をつくるのが活性酸素です。

酵素玄米魚菜食は毎日食べているだけで、この活性酸素の毒性を消去してくれます。老化が遅延するので、若さを保つことができるのです。

コラム　食を変えることが福祉財政を改善するいちばんの道

今、日本経済は行き詰まりのところに来ています。国債は１１００兆円を超えました。孫の代まで一人あたり８００万円ほど借金を背負った計算となります。これでは真の豊かな国づくりとはいえません。

国家予算の中で、一番ウエイトが高いのが医療費であることは周知の通りです。現在医療費は年間45兆円を突破し、２０２５年には60兆円になると推定されています。防衛費も増加しているなかで、どのように福祉を後退させずに持続できるかが、この国の大きな課題になっています。

２０１７年9月、内閣府は「人生１００年時代構想」をまとめましたが、そこでは年金支給年齢を67、68歳どころか75歳まで引き上げることが提言されています。定年退職は実質60歳ですから、年金支給が75歳まで引き上げされたら15年間の空白期間が生じてしまいます。

年金基金は140兆円強しかなく、年金配当額が毎年50兆円ほどなので、このままでは年金基金が枯渇するかもしれません。いずれにしても、このままの状態が続くかぎり、私たちは老後も病気にならず健康で働き続けるしかないでしょう。

それにはどうすれば良いのか、考えなければなりません。政府が掲げた「人生100年時代構想」には、このような事実が潜んでいることを知る必要があります。

まもなく65歳以上の高齢者が3000万人を突破する社会が確実にやってきますが、とくに心配なのが認知症の増加です。厚労省が予測する超高齢化社会では、65歳以上の5人に1人が認知症になってしまうと推計されています。

自分の健康を守り、病気にならないために、どのような食生活が良いのか、今こそ真剣に考えないといけない時代がやってきたのです。

私たちが提案している**酵素玄米魚菜食を実践するだけで、相当の医療費を軽減する**ことができます。**ガンや心臓病、高血圧、動脈硬化、糖尿病、肥満、アトピー性皮膚炎などのアレルギー疾患から認知症にいたるまで、ほとんどの病に克つことができる**

からです。

医療費45兆円のなかでいちばんウエイトを占めているのが20兆円近い薬剤費です。国民の３分の１の方たちが酵素玄米魚菜食を実践すれば、その半分の10兆円を削減できるかもしれません。

それには、気づいた方たちから始めることがいちばんです。

(二)日本古来の伝統食は万能薬だった！

●味噌・醤油は世界最強の伝統食品

味噌・醤油は日本が世界に誇る最強の伝統食品です。醤油は味噌の溜まり液のことです。

ロシアのチェルノブイリで原発事故が起きた時、日本から味噌が大量に送られたことがありました。**味噌に含まれている乳酸菌や酵素が、放射線を分解、無害化する**ことがわかっています。

古代地球では、今以上、強力な放射線が降り注いでおり、バクテリアはその放射線と共存しながら、棲息していた歴史がありますので、体内に放射線を無害化するシステムを備えていたわけです。このバクテリアと同じ仲間である乳酸菌によって発酵する味噌や漬物などの発酵食品も放射線を無害化することができます。

ただし、それには国産大豆を使い、1年間以上熟成した味噌を食べる必要があります。残念ながら、今は遺伝子組み換えの大豆が相当、加工食品に使用されていますので、注意してください。

味噌には、**「味噌は医者いらず」**との言い伝えのほか、**「味噌汁は朝の毒消し」「医者に金を払うより味噌屋に払え」「味噌で呑む一杯、酒に毒はなし」「味噌汁は一杯、三里の力」**など、たくさんの諺があります。

なかでも「味噌汁は一杯、三里の力」は、一杯の味噌汁で三里（12キロ）歩いても疲れないという意味です。味噌のエネルギーの高さを教えているのです。これと似た話として、明治時代に日本にやってきたドイツ人医師ゲルツが行なった調査があります。

ゲルツが乗った人力車は14時間で日光東照宮まで行きました。2回目に人力車で行ったときは、14時間半で行くことができました。驚いたベルツは、馬よりすごい車夫の体力はいったいどこから生まれるのか興味を持ち、2人の車夫を雇って3週間、彼らの食生活を調べてみたのです。

次に、1人の車夫に欧米人がいつも食べる肉類などの高タンパク・高脂質の食事を摂ら

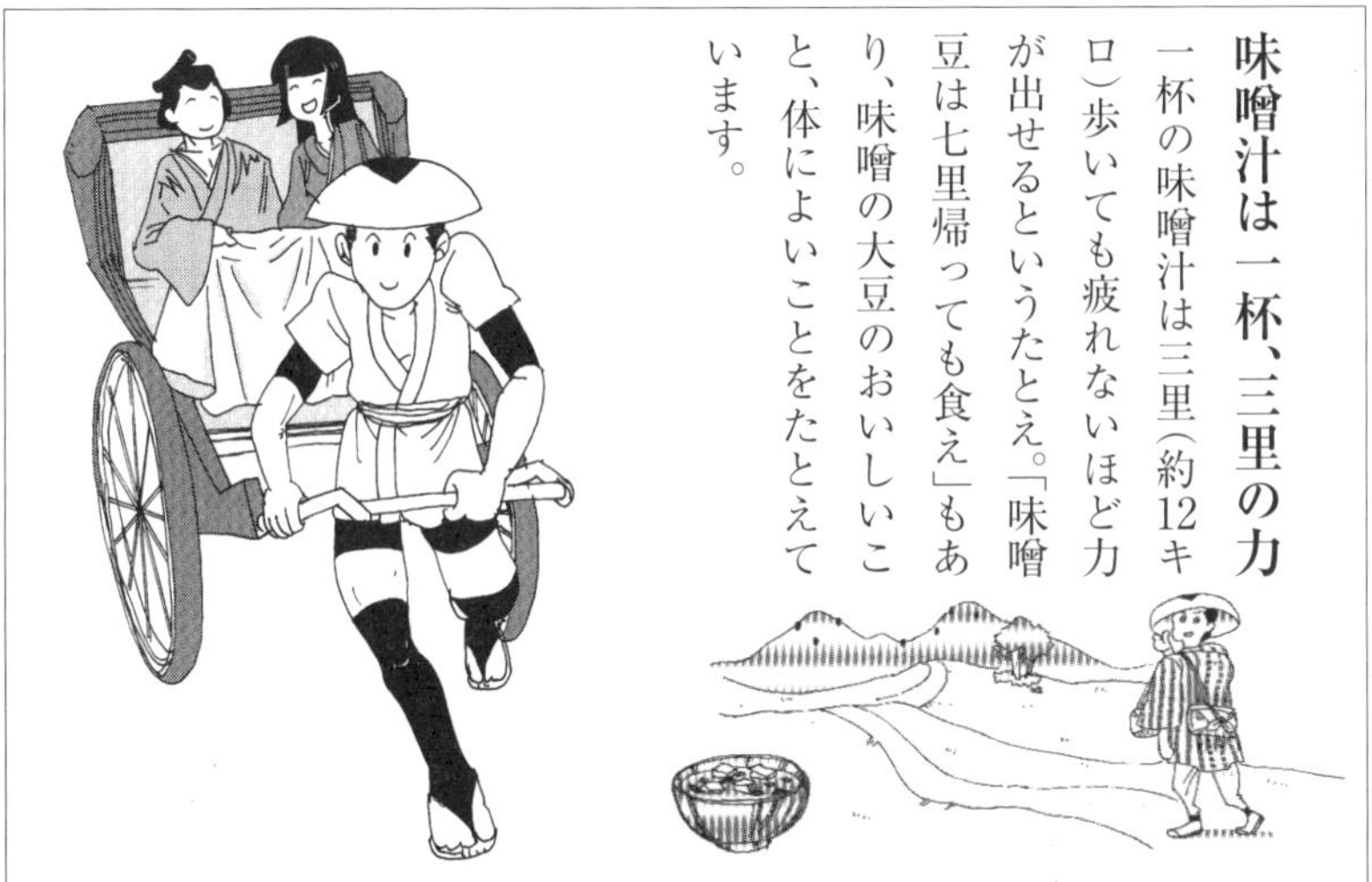
味噌汁は一杯、三里の力
一杯の味噌汁は三里（約12キロ）歩いても疲れないほど力が出せるというたとえ。「味噌豆は七里帰っても食え」もあり、味噌の大豆のおいしいこと、体によいことをたとえています。
古来、日本人は玄米、味噌、沢庵を食べ屈強の体力を有していた

せ、体重80キロの人を乗せて毎日40キロ走らせました。その車夫は、3日目で疲労が激しくなり、参ってしまったのです。

そこで、**いつも食べている玄米や大麦、百合根、味噌、沢庵などの粗食（高炭水化物・低カロリー食品）に戻したら、また、元気に走れるようになったた**というのです。

ゲルツは、自分たちが食べている栄養学に準じた食事を日本人にすすめるのは間違いで、「日本人には日本食が良い」という確信を持ったといいます。ところが、明治政府はフォイトの「体を大きくする栄養学」を選んでしまったのです。この流れが今日まで続き、日本人の食の欧米化が定着してしまいました。

どちらの話も、玄米と味噌のパワーを証明しています。整腸作用があり毒素を分解・排

泄します。放射線まで無害化します。そんな玄米食や味噌は史上最強の日本伝統食と考えてまちがいないでしょう。

コラム 放射能汚染を抑制するには

福島第一原発からは相当の汚染水が海洋に流出したほか、関東周辺の地下にも相当の汚染水が浸透しているといわれます。

ニュースには流れませんが、**地下水がストロンチウムに汚染されていて、その汚染濃度は3・11前の約1000倍にも達する**とさえいわれます。**関東圏内では2人に1人がストロンチウムに汚染されている**という順天堂大学の研究報告もあります。また、すでに福島では190人以上の子どもに甲状腺ガンが発生しています。

2020年に開催される東京オリンピックの参加国のなかには、関東の野菜果物は摂らないようにと選手や旅行者にパンフを配布しています。最近ではオリンピック委員会が、肉は国外から持ち込むことを決定したと発表されたこともあります。

被曝を防ぐためには、放射線吸収を抑制する働きがあるヨード剤が有効ですが、**味噌などの発酵食や玄米、ヨードと構造式が似た生体ミネラル溶液やミネラルが豊富な根昆布エキスなど、食の面からも日常的な対応を考えるべき**です。

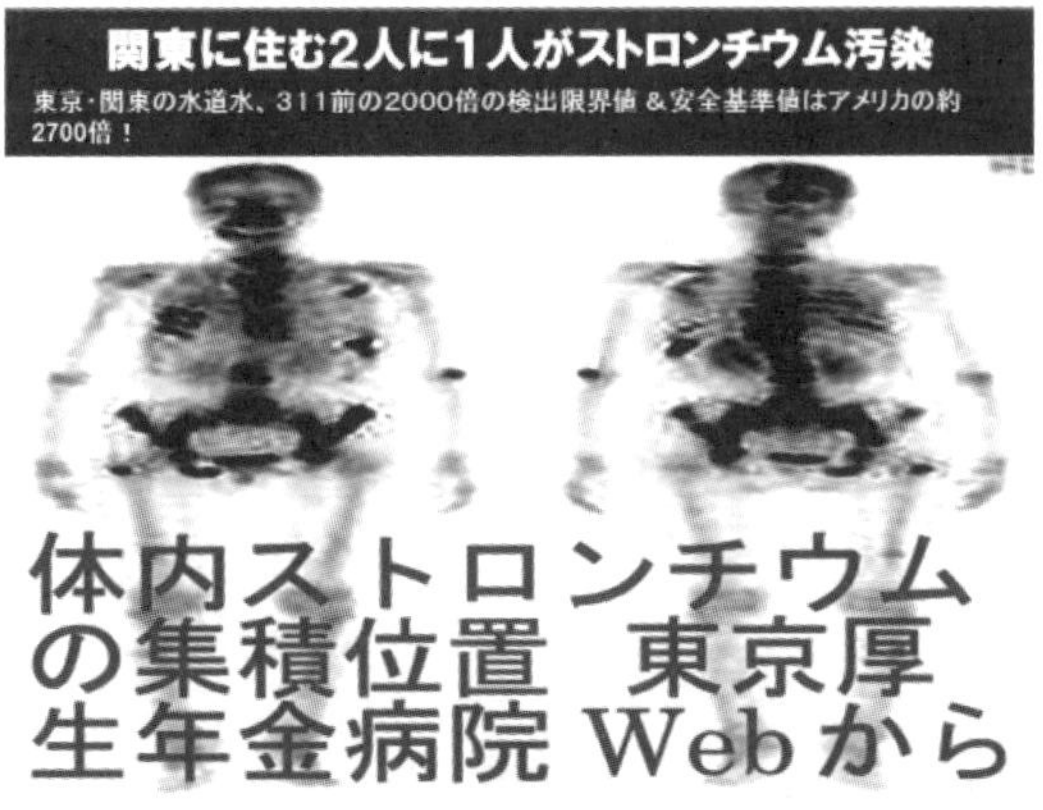

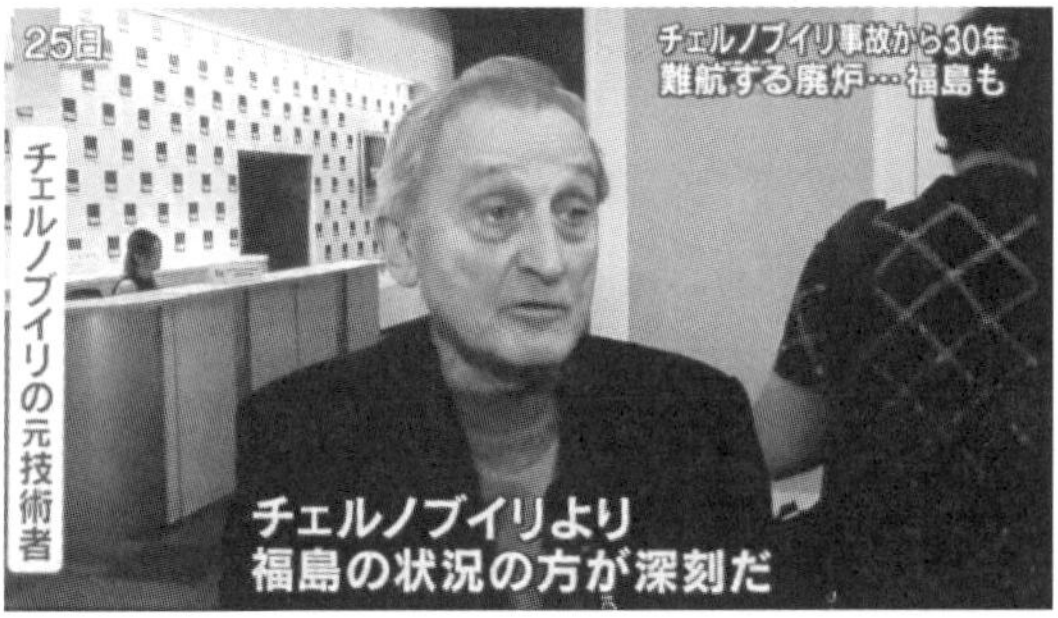
25日
チェルノブイリ事故から30年
難航する廃炉…福島も
チェルノブイリの元技術者
チェルノブイリより
福島の状況の方が深刻だ

「東京圏の水道水はストロンチウムに汚染されている懸念がある。チェルノブイリよりも深刻度が高い」（日本ブログ村「みんなが知るべき情報」より）

コラム「放射線吸収を抑制できる根昆布水の作り方」

味噌が放射線による体内被曝も吸収抑制し、被曝症状を緩和したことは、チェルノブイリでも立証されています。

日本では、長崎原爆投下の際、秋月辰一郎医師は、入院患者や看護師らに、味噌、塩、玄米の摂取を徹底した結果、全員が被爆症状を訴えなかった話は有名です。これは**体内にミネラルが補充されることで、放射性ヨウ素やストロンチウム、セシウムの吸収が抑制された**のです。放射線被曝対策としてヨード剤を配布するのはこのためなのです。

一番、安くお金がかからないのは、北海道産根昆布を水が500cc入ったペットボトルに入れ、一晩置いて作ります。冷蔵庫で保管。これを常時飲んでいれば、体内被曝は防げるのです。根昆布にはフコイダンやアルギニンも含まれるので、血栓を溶かし、動脈硬化や心筋梗塞なども予防できるのです。

もちろんのこと、**味噌汁も毎日2杯以上は摂りましょう。味噌に含まれる乳酸菌が放射線を分解、無害化してくれる**のです。乳酸菌などのバクテリアは、かつて強い放射線が地球に降り注いだ時代、放射線を分解し、生き延びてきた知恵を持っているのでしょう。

この力を借りない手はありません。とくに関東では放射線被曝がキツイそうなので、被曝対策が欠かせません。

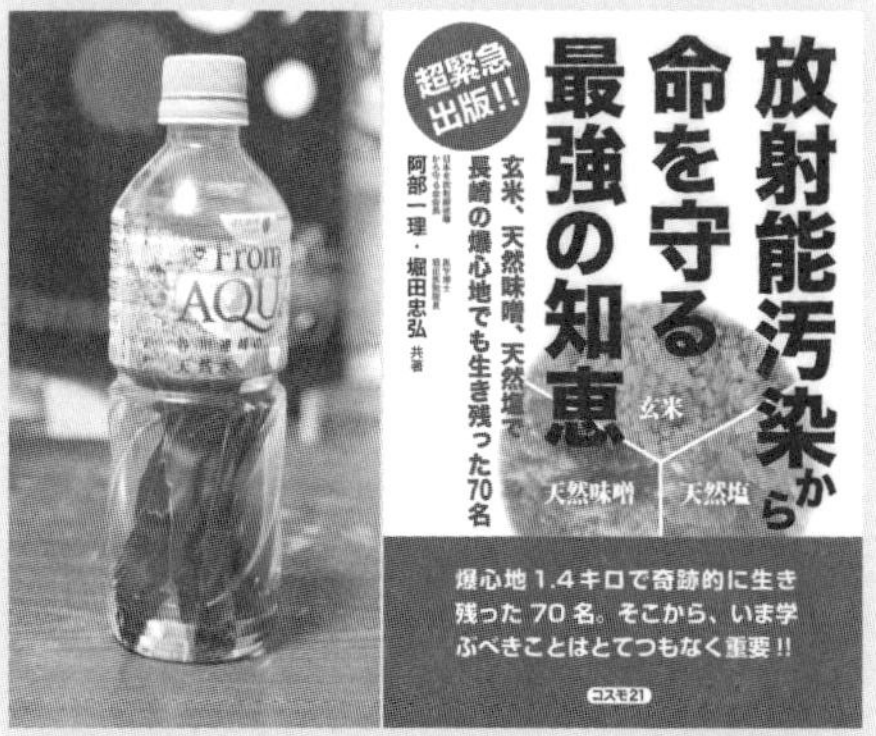

体内被曝には味噌が有効だが、根昆布水も格安で効果的

●毎日味噌汁を飲んでいる人は発ガンリスクが40%も低い！

味噌の原料の大豆は、「畑の肉」と形容されるほどビタミン・ミネラルやカルシウム、食物繊維、大豆レシチン、イソフラボン、大豆サポニン、リノール酸など栄養が豊富です。

大豆レシチンはコレステロールの吸収を抑制し、動脈硬化や脳梗塞、心筋梗塞の予防に役立ちます。

大豆イソフラボンは女性ホルモンに似た働きがあり、更年期障害の緩和、骨粗しょう症を予防します。

大豆サポニンやリノール酸は、脂質の酸化を抑え、血流を改善し、コレステロール値を下げます。また、**シミの元になるメラニン色素の合成を抑制する**ので、美白作用まであります。化学物質などを吸着、排泄する食物繊維は100グラム中に6・5グラムも含まれています。さらに、大豆の発酵過程ではタンパク質が分解されて生じる必須アミノ酸も含まれています。

味噌汁の抗ガン作用は疫学調査でも判明しています。この疫学調査は、元国立がんセンターの平山雄博士が行なったもので、毎日味噌汁を飲んでいる人は飲まない人よりもガンによる死亡率が顕著に低いことが判明しています。さらに**国立がんセンターが2000人**

「味噌活」をはじめよう！

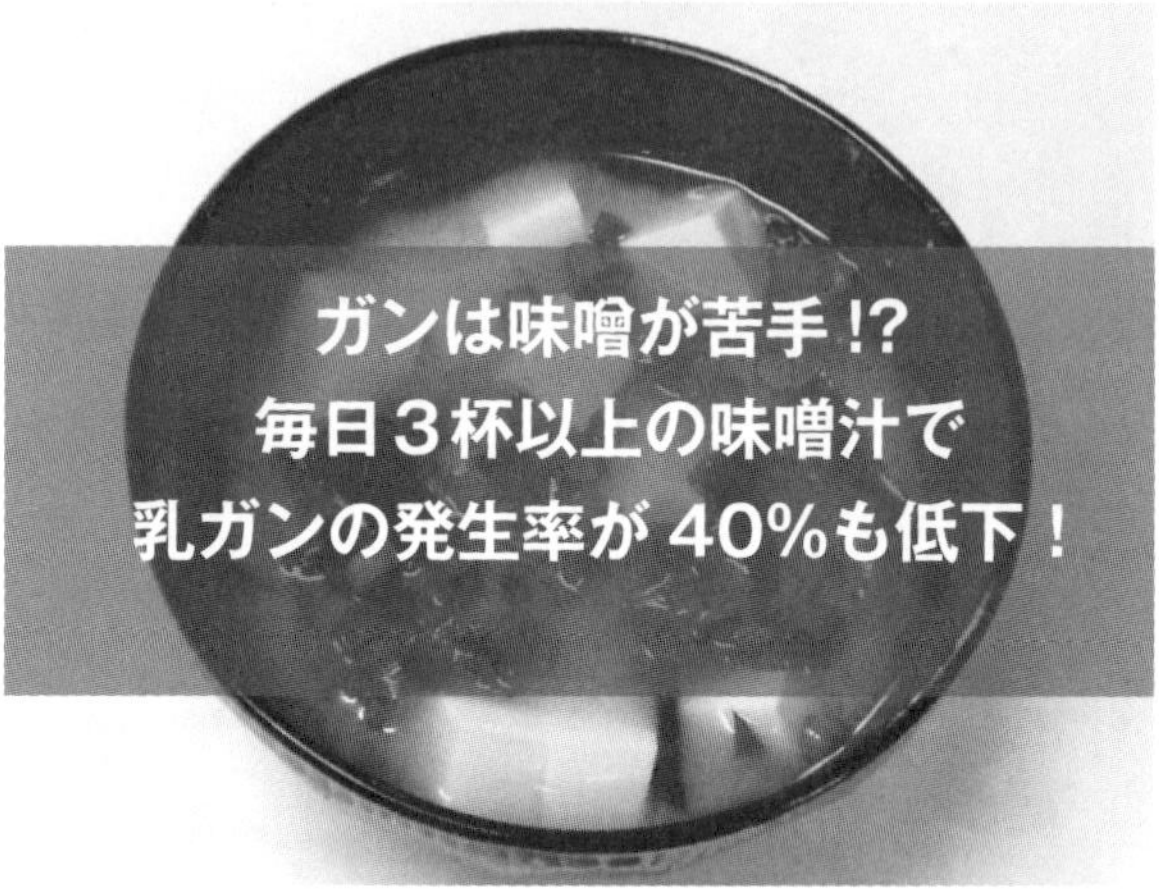

「約 2000 人を 10 年間追跡した疫学調査」(国立がんセンター調べ)

味噌汁を飲む人ほど胃ガンによる死亡率が低い！

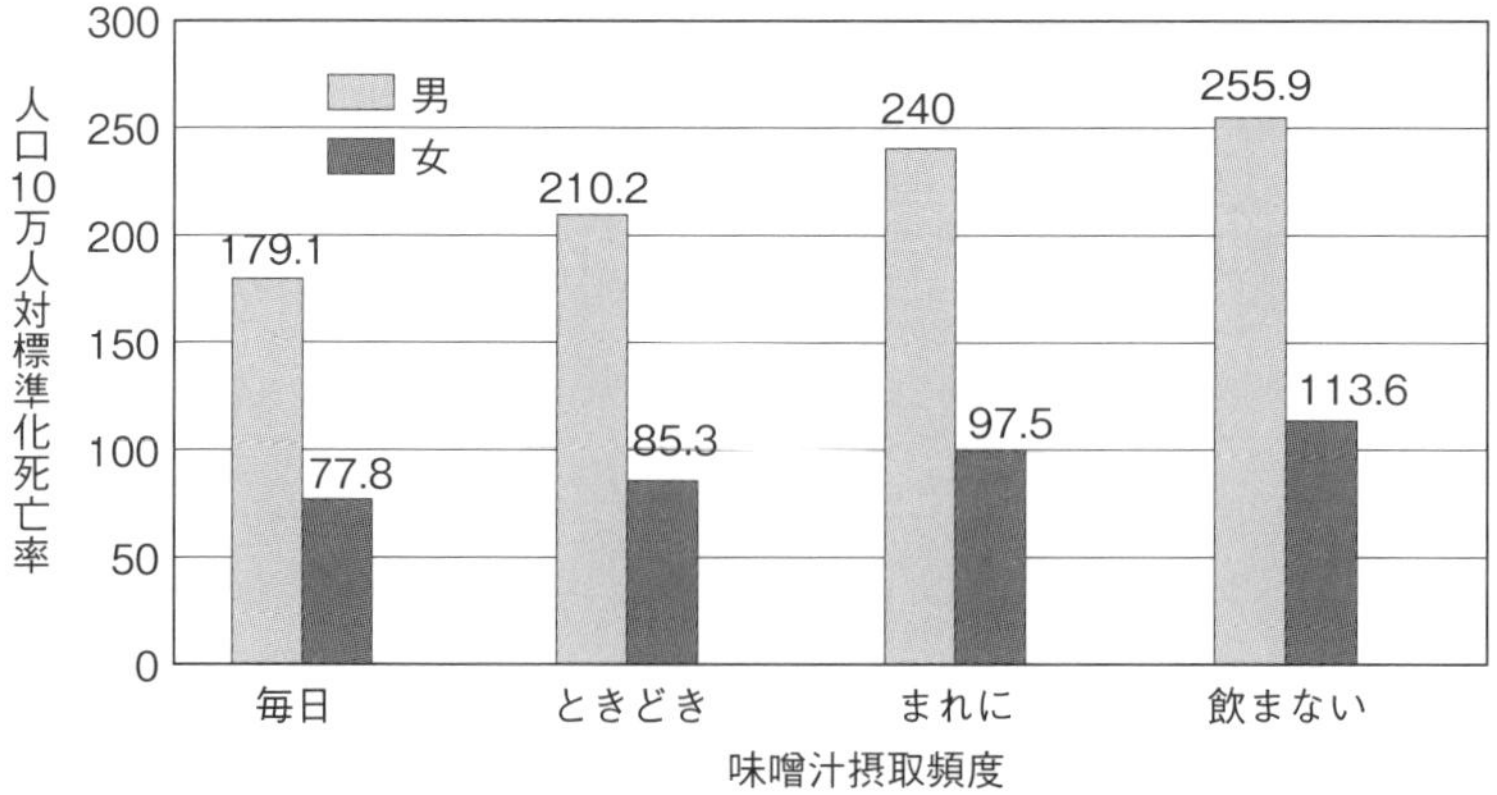

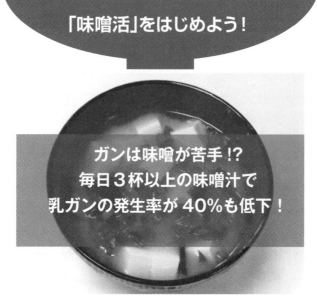

を10年間追跡調査したところ、1日3杯以上、味噌汁を飲む人の乳ガンの発症率は40%も低いことがわかったのです。

●遺伝子組み換え小麦の除去で免疫疾患や統合失調症の改善も

あるガン治療専門の医療機関からの報告では、乳ガンを発症する20、30代の女性の80%、40代の女性の70%が朝食をパン食にしているといいます。パン食では、味噌汁や漬物が敬遠され、その代わりコーヒーやミルク、バター、マーガリン、ハムエッグ、ドレッシングサラダなど高カロリー、高脂肪食が摂られていることもわかりました。

パンの原料の小麦は遺伝子組み換えによって作られていることが多いのですが、パンにかぎらず、遺伝子組み換え食品の発ガン性が疑われています。米飯を止め、パン食にすることはガン発症のリスクを自ら高めていることにもなるのです。

遺伝子組み換えの小麦は、昔食べていた「ヒトツブコムギ」「フタツブコムギ」とはまったく品種が違うようです。数々の交配によって、タンパク質グルテンの構造が大幅に変化しているからです。

専門的には、遺伝子組み換えの小麦と従来の小麦の違いは、同じほ乳類の人間とチンパンジーの違いくらいまったく違うといわれます。そんな遺伝子組み換え小麦の粉で作った

小麦を食べると頭が悪くなる！

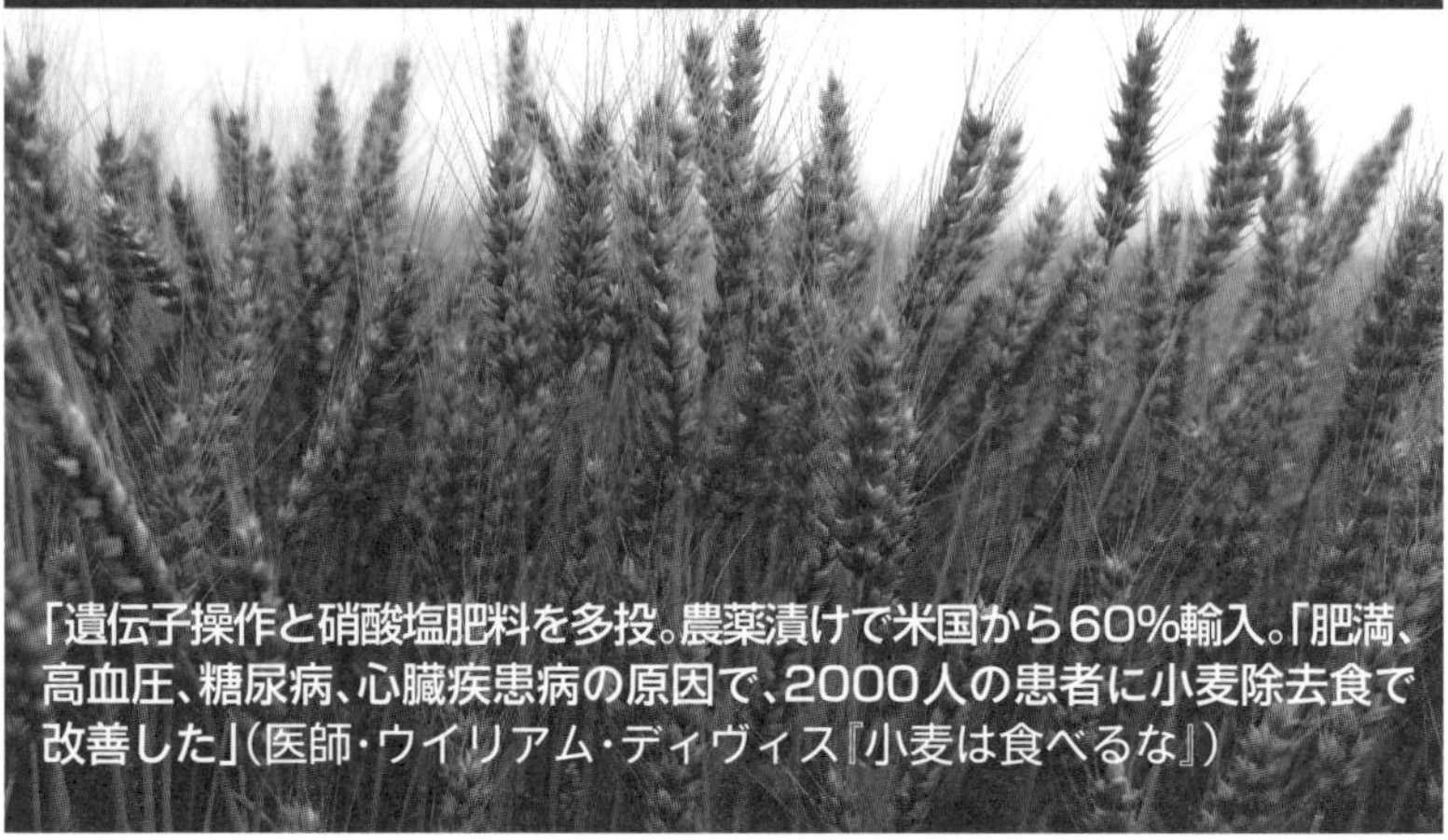
「遺伝子操作と硝酸塩肥料を多投。農薬漬けで米国から60％輸入。「肥満、
高血圧、糖尿病、心臓疾患病の原因で、2000人の患者に小麦除去食で
改善した」（医師・ウイリアム・ディヴィス『小麦は食べるな』）

小麦除去食を実践するだけで、肥満、高血圧、糖尿病などが短期間で改善

パンを食べると、

- **血糖値が急激に上がる**
- **老化を促進する糖化が起こる**
- **体内のpHバランスが崩れる**
- **セリアック病だけでなく、免疫が媒介するグルテンアレルギーが起こる**

といった障害につながります。

通常の医療で見放されたような方でも、遺伝子組み換え小麦粉を断つことで短期間に症状が改善したという報告もあります。また、小麦グリアジン（糖タンパク質の一つ）が引き金になって、腸壁の透過性に異常が起こることはすでに医学的に解明されています。

その一方で、小麦除去食を実践して、甲状腺疾患や関節疾患、自己免疫疾患、統合失調症など精神疾患や自閉症まで改善したという

症例も出ています。

もし、思い当たる症状で悩んでいたら、小麦除去食を実践してみてはどうでしょうか。

●古くから伝わる梅干の抗菌・殺菌作用

梅干にも非常に高い薬効があることは古くから伝承されています。日本に現存する最古の医学書で平安時代に書かれた『医心方』にも、痛みや熱、皮膚の荒れ、下痢、口の渇きなど、多くの症状が梅干で改善するという記述があります。

緑茶に梅干を入れた「梅干茶」も古くから伝わっています。確かに、飲むとシャキッとして元気が出ます。昔の人は、梅干に高い薬効があることを経験的に知っていたのでしょう。**梅干と緑茶に共通しているのは強力な抗菌・殺菌作用**です。

昔は、お弁当のご飯の真ん中には梅干が1つのっていましたが、梅干が防腐剤の役割を果たすことを知っていたからでしょう。その強い抗菌力は主に、梅干に含まれるクエン酸やコハク酸、リンゴ酸などの有機酸によるものです。

37度の暑い環境下でマウスの反応を調べた実験があります。普通の水を飲んだマウスと、塩水を飲んだマウスはあまり動きません。それに対し、梅干入りの水を飲んだマウスは活発に動いていました。

暑くて汗をかくと、水分だけでなく塩分や微量ミネラルも失います。それらが不足した状態が続くと、脱水症状を起こし、体温調整がうまくできなくなって、けいれんや精神錯乱、昏睡などを起こします。これが熱中症です。熱中症は命を失うこともあるので、あなどれません。

梅干をとったマウスが元気だったのは、塩分だけでなく、梅干に含まれる微量ミネラルのおかげでしょう。汗で失った塩分やミネラルは、梅干と水分をとることで十分に補うことができるのです。梅干には酸化抑制作用もあり、体内の酸化を抑えてくれます。

梅干を食べる量の目安は1日1~3個ぐらいです。ただし、梅干に含まれる塩分量を考慮して1日の塩分量を調整してください。厚生省が推奨する1日の塩分摂取量は男性8g未満、女性7g未満です。

梅干の効果・効能をまとめておきます。

○強力な抗菌・殺菌作用
○高血圧や動脈効果を防ぐ作用
○脂肪燃焼効果（肥満の予防にも大きく関係する）
○熱中症の予防
○酸化抑制・防腐作用

○血液の流れが良くなる、血液をサラサラにする（脳梗塞や心筋梗塞の予防にも繋がる）
○梅肉エキス：気管支ぜんそくに効果

梅干は高血圧と動脈硬化を防ぐ

「梅干を食べると血圧が上がる」と思っている人は多いでしょう。しかし、ほんとうにそうなのでしょうか。

梅の一大産地である和歌山で、梅の持つ働きを科学的に研究してきた、和歌山県立医科大学准教授・宇都宮洋才氏は「梅干博士」として有名です。宇都宮氏が、和歌山在住の方たちの協力を得て行なった調査によると、「梅干を食べている人と食べていない人で血圧の高さに明らかな差はほとんど見られず、梅干を食べたからといって必ずしも血圧が上がるわけではない」ことがわかっています。

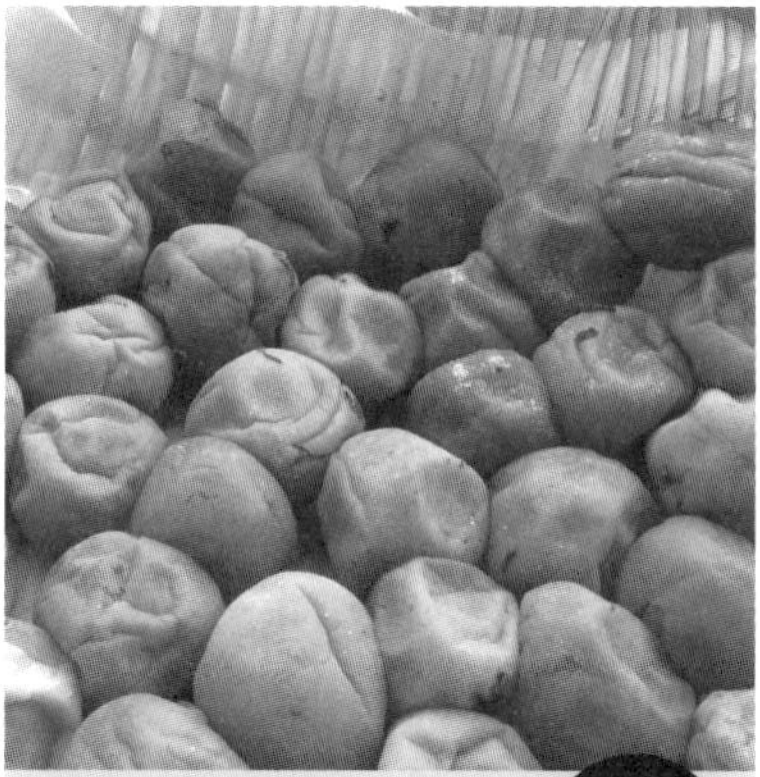

梅干には高血圧と動脈硬化を防ぐほか、脂肪燃焼効果もある

カラーページ P26も参照

では、塩分の多い梅干を食べても血圧の上昇に結びつかないのは、なぜでしょうか。これは、梅干自体に高血圧や動脈効果を防ぐ作用があるから

です。

血圧を上げる代表的なものの一つに、アンジオテンシンⅡというホルモンがあります。このホルモンが増えすぎると、動脈硬化も招くといわれています。梅干は、このホルモンの働きを80～90％抑制するのです。

つまり、**梅干は血圧を上げるどころか、高血圧や動脈効果を予防する働きも担っているのです。**レモン、ミカン、リンゴ、ブドウなど、いくつかの果物でも調べましたが、アンジオテンシンⅡの働きを抑制したのは梅干だけでした。

梅干には、脂肪燃焼効果のあるバニリンという機能性成分が含まれることも明らかになりました。高血圧や動脈硬化は、肥満とも大きく関係しています。バニリンの脂肪燃焼効果によって肥満が改善されれば、高血圧、動脈硬化の予防にもつながるのです。

●梅干に含まれるクエン酸の疲労回復効果

クエン酸の疲労回復効果がよくあげられますが、それだけではありません。私たちの体内で、エネルギーの産生に重要な役割を果たしているのが、「クエン酸回路」といわれるものです。人間は、60兆個からの細胞でできているとされていますが、個々の細胞内には必ず、ゾウリムシのような形をした「ミトコンドリア」という原子細胞が数百から数千個共

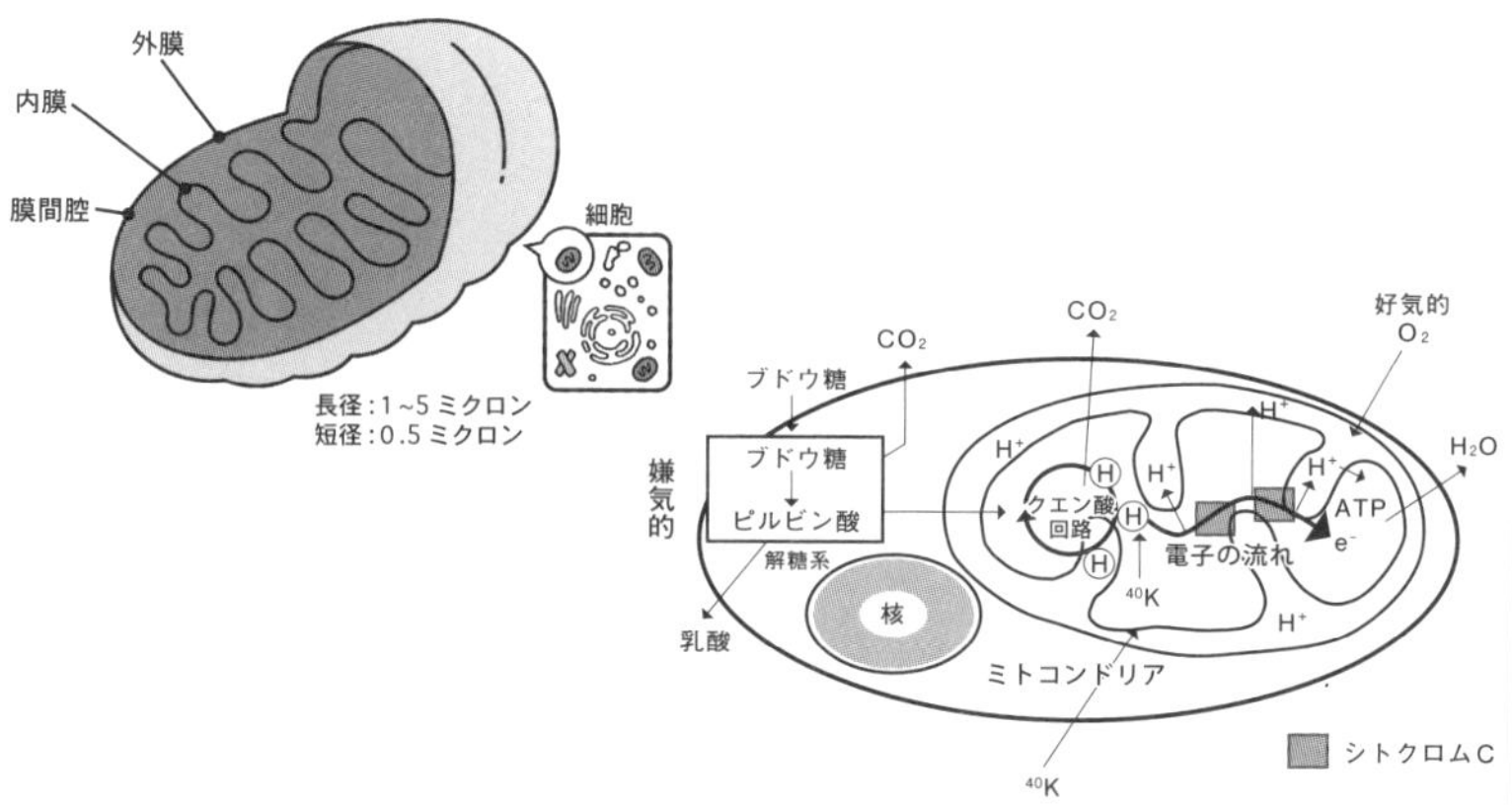

身体を温めるとミトコンドリアが活性化し、クエン酸回路を使いエネルギーが生成されるとともに、ガン細胞が生きづらい環境ができる（『希望の免疫学』花伝社）

梅干を摂るとクエン酸回路が活発化し体温が上昇

生しています。

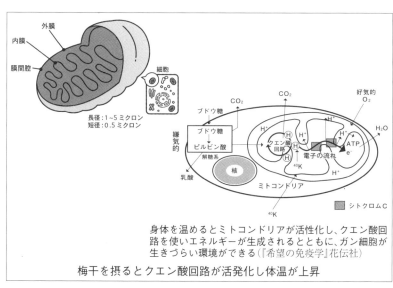

体内に取り込まれた糖質やタンパク質、脂質などのエネルギー源は、このミトコンドリア内に運ばれ、クエン酸などの8つの酸に次々と形を変え分解されます。その分解過程で産生される熱がエネルギーになるのです。このエネルギーはＡＴＰ（アデノシン三リン酸）という化学物質になって細胞の活動に使われます。

このような仕組みは「クエン酸回路」といわれますが、**クエン酸回路が活発に働くほど、食べた物はエネルギーになり、ＡＴＰが増え、細胞が活性化し、体温が上昇し、血流も良くなります。**血中の乳酸などの疲労物質もクエン酸回路でエネルギーとして活用されるので、疲労物質が体にたまらず、疲れが取れやすくなります。

加えて、クエン酸には赤血球の変形能力を高める作用があります。血液の主成分である赤血球は、血管の太さに合わせてその形を変える性質があり、この能力が高いほど血流がスムーズになります。

クエン酸回路が活発に働くと代謝が活発になりますが、梅干に含まれるクエン酸はさらに代謝を刺激します。それによって体温が上昇します。**ガンにかかる人のほとんどは低体温ですが、梅干を食べると体温が上昇しますので、ガンの予防効果も期待**できます。

●医療界の減塩指導は一面的！

塩を摂り過ぎると、確かに血圧の上がる人がいます。高血圧になると血管がかたくなり血流が悪くなって、さらに血圧が上昇するという悪循環に陥ります。だからこそ、塩分摂取量を控えることが推奨されているわけです。

私たち看護師も、栄養学、管理栄養学で減塩食の必要性を学びました。ただし、このことはNaCl だけで精製された食塩（化学的に作られた塩）について当てはまることなのです。ナトリウムの摂り過ぎになりやすいからです。

食塩に限定していえば、減塩の指導は正しいでしょう。しかし、私たちの体には塩分が

85グラムほど含まれ、血液中には0・85%の塩分が含まれていて、生命活動には欠かせません。必要なのは、他のミネラルとバランスよく摂ることです。たとえば、急患の場合、病院では塩分が0・9%で、塩化ナトリウム、塩化マグネシウム、塩化カリウムなどが入っている生理食塩水（リンゲル液）を点滴します。

ところが、**イオン交換膜製塩法と呼ばれる方法で作られた食塩はほとんどがNaとClで、ミネラルが含まれていません。こうしてできた塩分は控える**べきです。

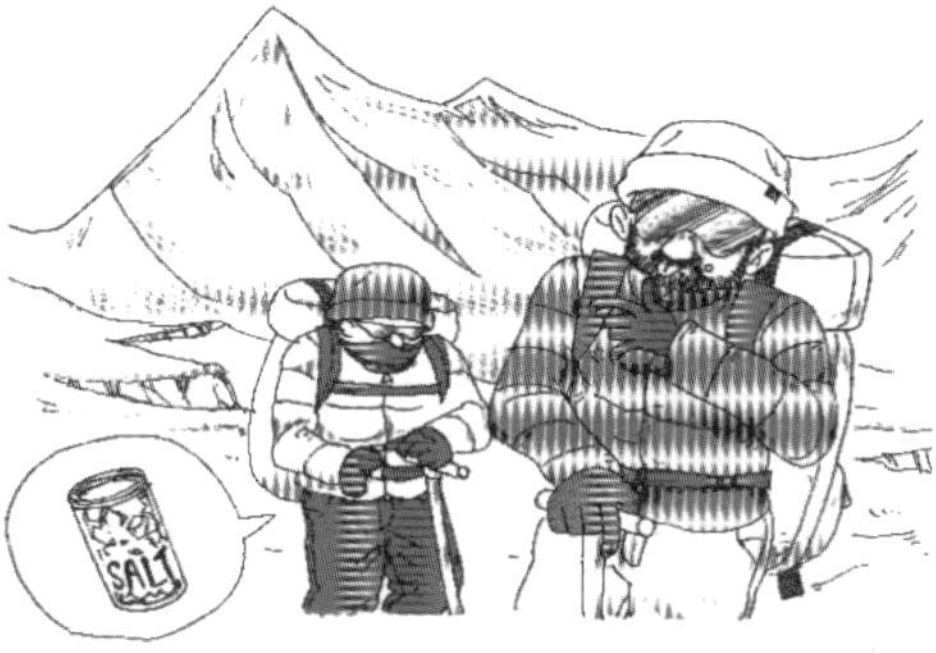

シェルパーは疲労回復のため岩塩を補給

同じお塩でも、天日塩や自然塩には塩分とミネラルがバランスよく含まれています。何でも過剰摂取は禁物ですが、天日塩や自然塩なら安心して摂ることができます。こうした塩には、マグネシウムやカリウムといった体に欠かすことのできないミネラルが豊富に含まれています。たとえば、マグネシウムは人体の代謝反応に不可欠なミネラルです。糖尿病のリスクを下げたり、骨密度を上げたりする働きもあります。

エベレスト登山のとき重い荷物を背負って道案内をするシェルパーと呼ばれる人たちがいます。非常に厳しい仕事

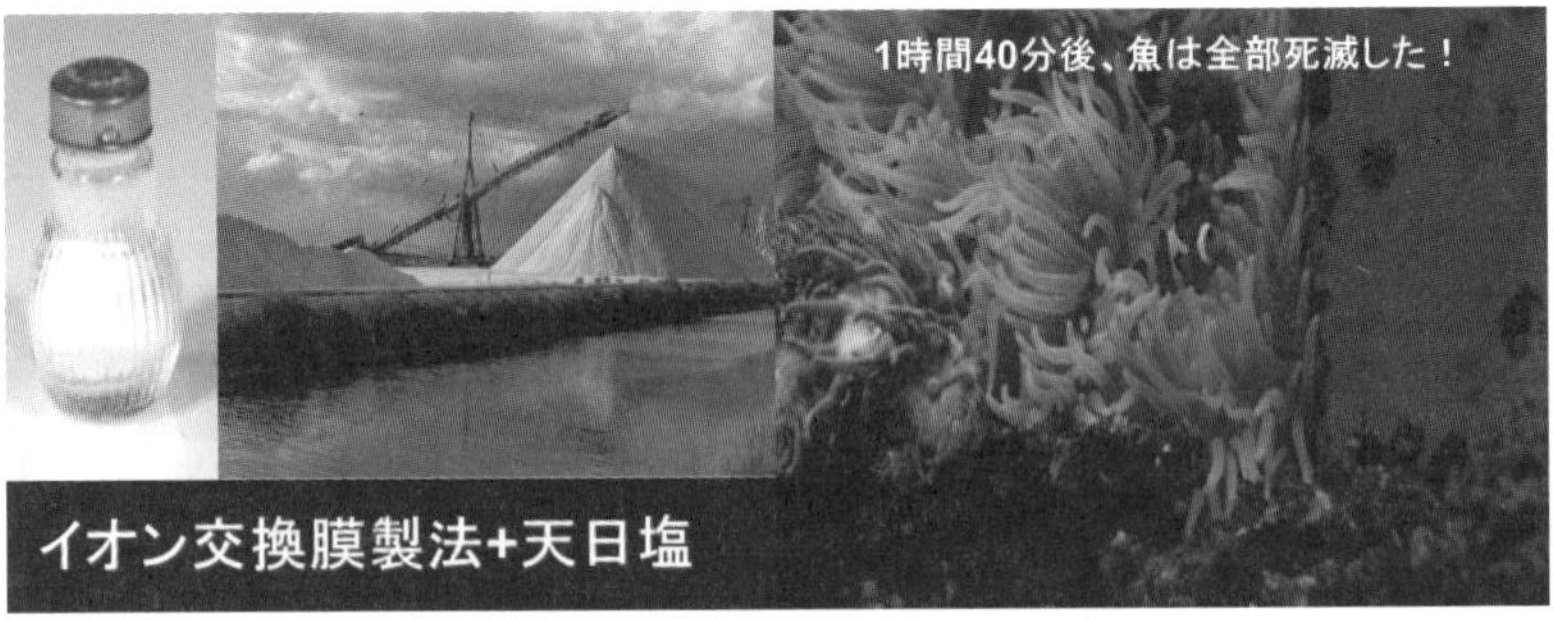
1時間40分後、魚は全部死滅した！
イオン交換膜製法+天日塩

イオン交換膜製法の食卓塩を海水濃度と同じにし、小魚をはなしたところ、小魚は1時間40分後、全部死滅。同じように天日塩で作った塩水に放たれた小魚は元気で泳ぎ続ける

ですから、体力と気力を備えていなければつとまる仕事ではありません。そんな**シェルパーたちがいつもポケットにしのばせているのが自然塩（岩塩）**です。彼らは、それを少しずつ口に入れながら登山に付き添っているそうです。

たとえばマグネシウムとカリウムのバランスが崩れると、筋肉が硬直して痙攣を起こすことを考えても、このことは理にかなっています。

日本食卓塩製のイオン交換膜で精製した食塩と、昔ながらの塩田で創られた天日塩を使って塩水を作り、こんな実験が行なわれたそうです。

まず、食塩を使って海水と同じ塩分濃度にし、そこに小魚を放しました。すると、小魚は1時間40分後には全部死にました。今度は天日塩を使って同じように塩水を作り、小魚を放しました。小魚は死ぬことはなく、もっと元気に泳ぎだしました。

小魚が死んでしまう食塩を毎日食べていて、健康にいいはずがないでしょう。

天日塩や自然塩には健康増進効果がある！

武田信玄が上杉謙信から塩を送られたという逸話がありますが、塩と健康状態には密接な関係があることを謙信公は知っていたのでしょう。

体の中で水分は60から70％を占めているわけですが、塩分はその水分量を維持するために重要な役目を担っていることがわかっています。体内の水分量が狂うと、体の細胞は生きられなくなります。

塩は胃や腸、肝臓、すい臓が分泌する消化液の成分になっています。塩素は胃酸の主成分であり、膵液に含まれるジアスターゼという消化酵素の働きを活発化する役目も担っています。ナトリウムは、主に筋肉の収縮する働きを助けています。

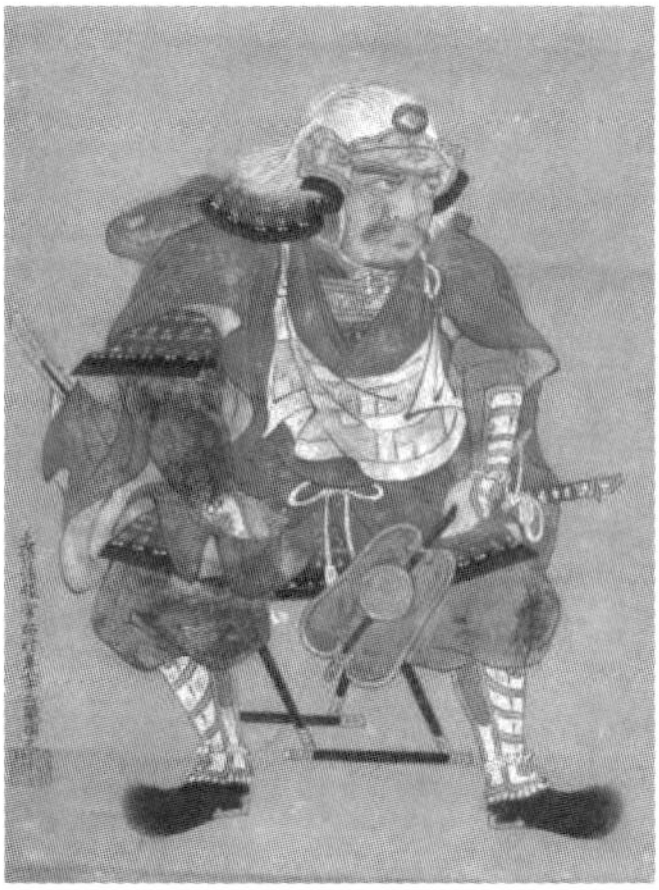

敵から塩を送られたという戦国武将の武田信玄

塩分濃度が不足すると、栄養がきちっと細胞に届かなくなり、細胞の新陳代謝が衰えてしまいます。その結果、肌がカサカサしたり、消化

機能が低下し、食欲がなくなったり、筋肉が弱くなり足腰が弱ってしまうこともあります。

ナトリウムやカリウム、カルシウム、マグネシウム、鉄などと、亜鉛、セレン、マンガン、銅などの微量ミネラルは、体内で作ることはできません。食物として摂らなければなりませんが、食塩では摂ることができません。天然塩や自然塩ならば、これらのミネラルを摂ることができます。

●ショウガにも素晴らしい効果が

ショウガは薬用としてアジアから広がり、インド、中東、アフリカ、カリブ海などで2000年以上にわたって愛用されてきた歴史があります。

地下で育ったショウガの根茎部分には、抗酸化物質であるジンゲロール、ショーガオール、ジンゲロンなどが豊富に含まれており、抗菌、抗ウイルス、抗酸化、抗寄生虫など40以上の薬効があります。

新鮮なショウガは冷凍保存にしておき、吐き気がするときや胃の調子が悪いときなどに、指先ほどの量にすりおろして飲んでみてください。その効果に驚くはずです。

近年、**ショウガには非ステロイド系抗炎症薬（NSAID）にも勝る抗炎症作用と鎮痛作用があることが判明していて、鎮痛剤としても用いられています。筋肉痛や関節痛の他、**

偏頭痛を和らげる効果も高い

ことがわかってきています。

ショウガの辛み成分には、血管を拡張して血流をよくする作用があることがよく知られています。体を温める効果にも優れています。

ショウガを入れた飲み物は、体が冷えている起床時や帰宅時などがおすすめです。1日に2、3杯飲む習慣をつけると、全身の血流が改善され、めまい以外にも耳鳴りや難聴、不眠、肩こりなど多くの症状の改善に役立つでしょう。

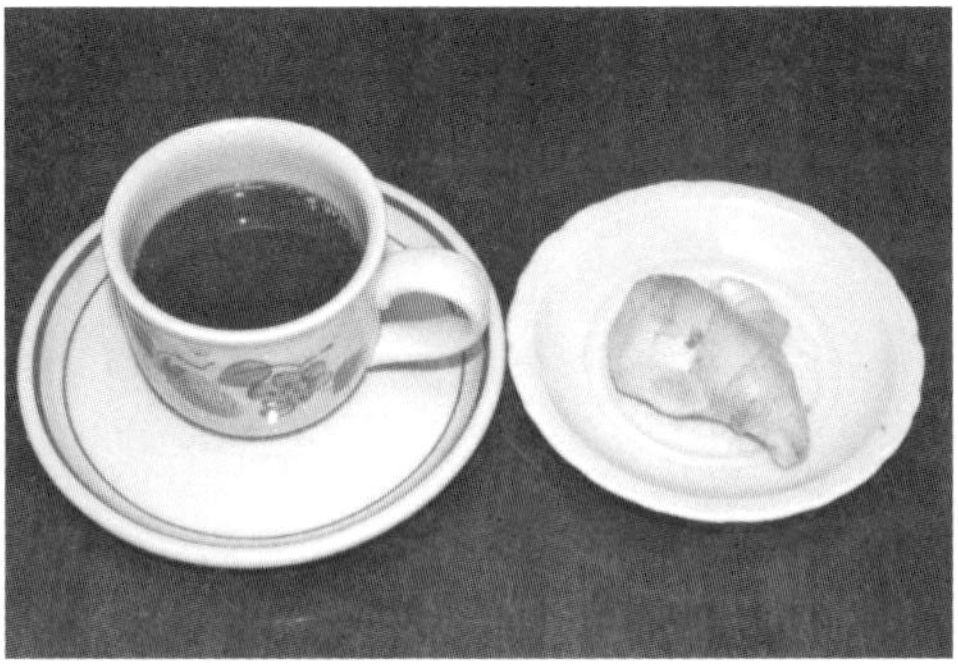

ココアや紅茶にショウガを入れることで血流が改善、低体温を改善できる

温熱療法で著名であり、予約が〝3年待ち〟といわれる医師が、ショウガ紅茶を1日数杯飲むことをすすめていることはよく知られています。

めまいの原因はさまざまですが、病院で更年期障害と診断され、経過観察を指示されると、酔い止め薬が処方されたりします。しかし、根本的な解決にはなりません。こうしたときこそ、梅干とショウガのしぼり汁としょうゆを番茶に加えた「梅ショウガ茶」の出番です。

梅干のクエン酸とショウガのジンゲロールの相乗効果

で、**血流が改善するとともに、女性ホルモンの調整にも手を貸して、めまいを改善します。**

めまい以外の更年期障害の症状にも有効でしょう。

●江戸文化が生んだ「甘酒」は解毒排泄・免疫力アップの最強ドリンク！

甘酒には、酒粕と砂糖で作るものと、米を麹菌で発酵させたものがあります。

朝は、麹を使う甘酒がおすすめです。米だけの甘味は吸収が穏やかで、体をゆっくり目覚めさせるのに役立ちます。麹菌による整腸作用や免疫力アップ、解毒・排泄作用も有効です。麹菌には乳酸菌が多く含まれていて、腸内の乳酸菌の数が6倍近く増えることもわかっています。腸が整えば、排泄力が増して、お腹まわりがスリムになります。免疫力アップにもつながります。便秘気味の方にも最適です。

甘酒のカロリーは100グラムあたり81キロカロリーなので、ダイエットにも適していますし、成分としては**ビタミンB1、ビタミンB2、ビタミンB6、葉酸、食物繊維、オリゴ糖、システイン、アルギニン、グルタミンなどのアミノ酸、ブドウ糖などが豊富です。点滴と同じ成分が多いので、〝飲む点滴〟とも言われる**ほどです。

甘酒には、脂質の代謝を促進するビタミンB群も豊富です。ある酒造メーカーで、マウスに甘酒を与え、2週間飼育をしたところ、甘酒を摂取しないマウスに比べて、体重増加

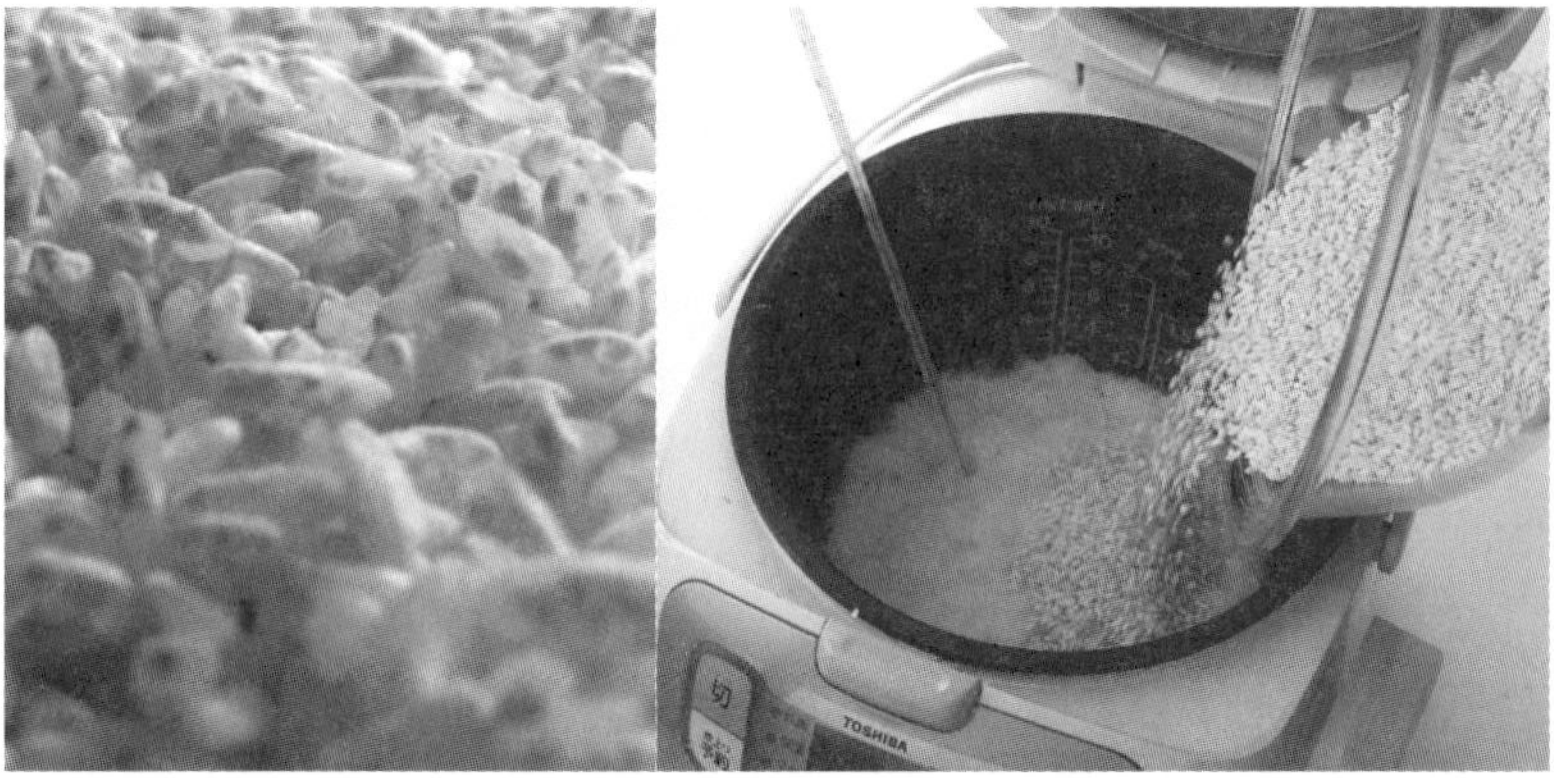

【甘酒の作り方】①1合のお粥を炊いて乾燥米麹を入れる②その後、炊飯器の蓋を開け、50〜60℃の熱で4〜6時間放置すれば出来上がり

量と血清中性脂肪の濃度の抑制が見られたといいます。

プチ断食をする際、甘みがあって満腹感も得られる甘酒はとても適しています。**プチ断食時の栄養不良による肌荒れを防ぐことも可能です。ブドウ糖が豊富なので病中、病後、夏バテ、疲労時などの栄養補給にももって来い**です。

甘酒に含まれるコウジ酸は、シミの原因となる過剰なメラニン生成を抑えてくれます。美肌成分として、シミやくすみを防いでくれる効果も期待できます。

この他、甘酒には皮膚や粘膜を保護してくれるビタミンB_2が豊富なので、強い日差しなどでダメージを受けた髪や頭皮にも効果があるという報告もあります。グラビアアイドルやモデル、キャスターらにも愛飲者が多くなり、ブレイクしているのはとっても嬉しいことです。

作り方は簡単です。もち米または米1合に対して、市販の乾燥米麹200グラムと水400ccを用意します。まず炊飯器でお粥を炊きます。このお粥に米麹を入れ、4から6時間ほど50から60℃の温度で蓋を空けたままフキンをかけておけば、発酵が進んで栄養豊富な美味しい甘酒の出来上がりです。保存期間は冷蔵庫で10日ほどです。

甘酒の風味が苦手という方は、ショウガを少々加えるか、成分無調整の豆乳で割るのもおすすめです。夏場は冷たくして飲んでもOKです。

甘酒は、まさに江戸文化が生み出した最強のドリンクです。朝食を甘酒にしてプチ断食してみてはいかがでしょうか。その際、同じ甘酒を1週間は飲んでみて便通が改善されれば、その麹菌とは相性がいいのです。

●栄養が豊富で整腸作用、美肌作用、免疫力アップの「豆乳ヨーグルト」

豆乳にヨーグルトを加えると、豆乳に含まれる〝糖〟が分解され、大豆タンパクが固まって「豆乳ヨーグルト」になります。**味噌と同じ成分を含有していますので、整腸作用や免疫力向上作用、女性ホルモン作用のほか、美白作用まであります。**

もっとも簡単な作り方は、豆乳500ccに市販のヨーグルト大匙一杯を混ぜ、常温で寝かせる方法です。夏場なら6時間前後、冬では1から2日でできます。発酵は27℃前後で進みますので、冬場は暖かい部屋や炬燵の中に置くといいでしょう。**出来上がったヨーグルトは煮沸した容器に入れ、冷蔵庫に保存します。**

身近にある蓬の葉、無花果の葉、ラベンダーの葉や、玄米、米のとぎ汁を発酵させたものも種菌になります。種菌の種類によって出来上がりに違いがあるので、楽しめます。温度が低いと雑菌が繁殖しますので、必ず温度計で測ってください。

殺菌した器に豆乳を入れ、種菌を入れて清潔に発酵させます。もし雑菌が入って繁殖すると臭ったりします。それは失敗ですので、食べないでください。

今日では、子どもの5人に1人が便秘で悩んでいるといいます。お子さんと一緒に「豆乳ヨーグルト」を作って発酵食品の不思議さを体感してみてください。楽しく食べることができると思います。

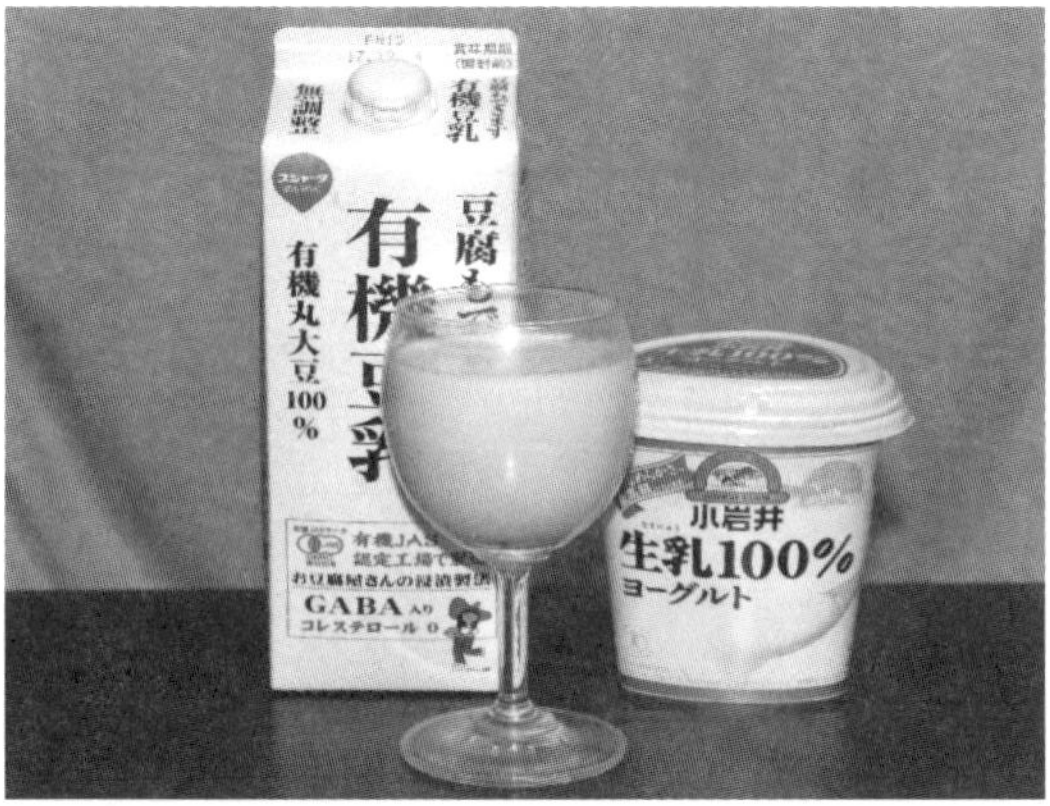

コップ一杯の豆乳に市販のヨーグルト大匙一杯を入れ、5〜6時間放置すれば「豆乳ヨーグルト」の完成

コラム　対応が遅れる日本の農薬、食品添加物への対策

ロシアのプーチン大統領は、2016年1月、ロシア国民に向け、一大宣言を公表しました。それは、ロシア全土から遺伝子組み換えで作ったトウモロコシが原料の『コーンシロップ』と『遺伝子組み換え（GMO）作物』を何としても廃する、オーガニック農産物の栽培を奨励する、そして西洋医薬に頼らない医療に国を挙げて取り組むという宣言だったのです。

日本における防腐剤や着色料などの食品添加物の認可数は、ヨーロッパやアメリカが300から600品目なのに、約1500品目にもなります。

また、**北半球からミツバチが4分の1に減った元凶である『ネオニコチノイド系農薬』の食品残留基準値は、EUの300から500倍も緩いのです。**この農薬は浸透性農薬といって、農産物の皮から深部にまで浸透する特性があり、洗っても落ちにくい農薬です。しかも0・01μgという微量でも脳神経を破壊してしまうほど強力な農薬なのです。

ベトナム戦争で枯れ葉剤が撒かれ、奇形児が相当数産まれたことが国際問題になりました。ところが日本では、2017年夏に、この枯れ葉剤の主成分であるダイオキ

日本と欧米の残留農薬基準値比較　　アセタミプリド(ppm)

食　品	日本	米国	ＥＵ
イチゴ	3	0.6	0.01*
リンゴ	2	1.0	0.1
ナシ	2	1.0	0.1
ブドウ	5	0.35	0.01*
スイカ	0.3	0.5	0.01*
メロン	0.5	0.5	0.01*

食　品	日本	米国	ＥＵ
茶葉	30	50**	0.1*
トマト	2	0.2	0.1
キュウリ	2	0.5	0.3
キャベツ	3	1.2	0.01*
ブロッコリー	2	1.2	0.01*
ピーマン	1	0.2	0.3

環境ホルモン・ダイオキシン対策国民会議

*検出限界を基準値としている。
**米国では輸入茶に対してのみ50ppmの基準値を設定している。
欧米で販売禁止のネオニコチノイド系農薬が日本では何の規制もない

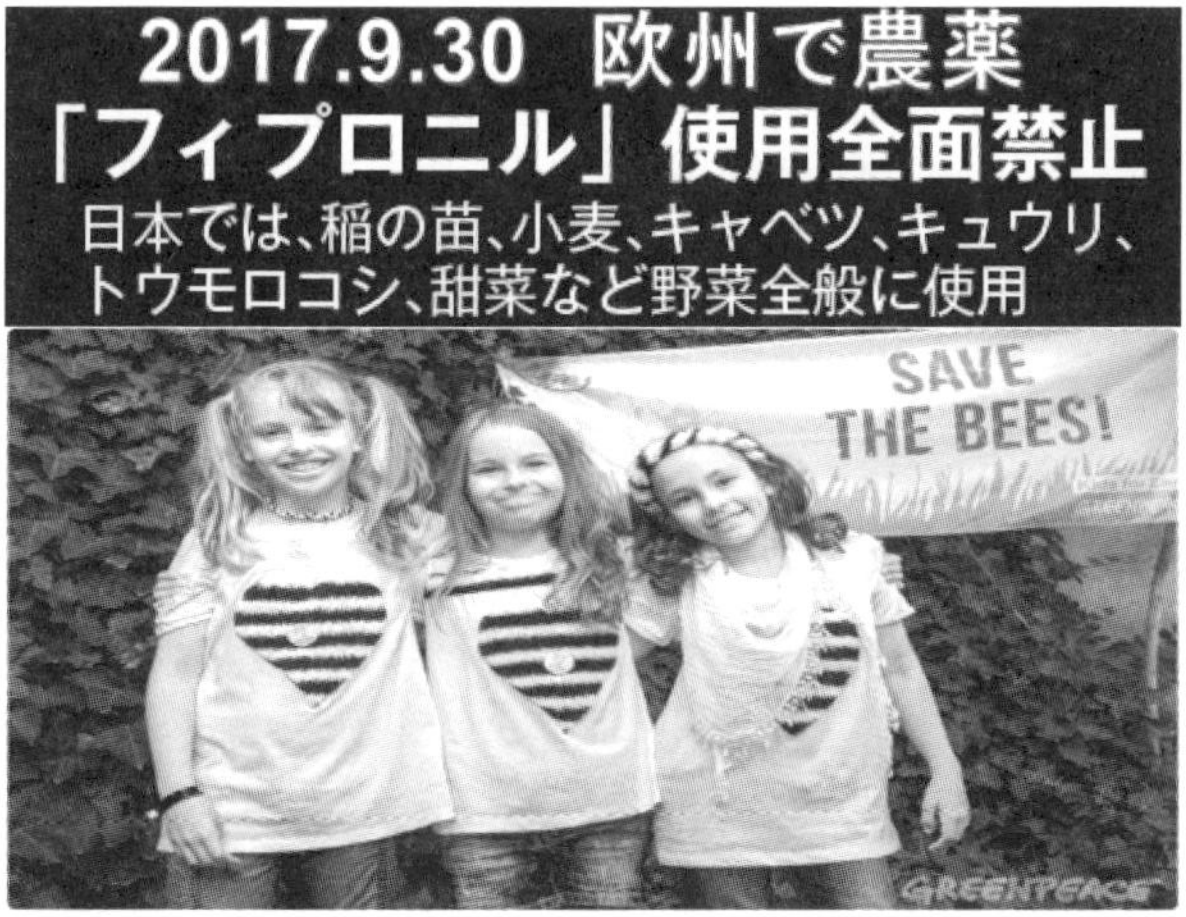
2017.9.30　欧州で農薬
「フィプロニル」使用全面禁止
日本では、稲の苗、小麦、キャベツ、キュウリ、
トウモロコシ、甜菜など野菜全般に使用
SAVE
THE BEES!
GREENPEACE

EUでは2017年9月30日、防虫駆除剤「フィプロニル」が使用禁止に！（グリーンピースジャパン）

シを原料にした除草剤『グリホサート』の残留基準が400倍と大幅に緩和されたのです。

たとえば、EUの人々が1年、2年とかかって体内に蓄積する量を、日本では1、2回の食で摂ってしまうほどです。

ヨーロッパでは、この『ネオニコチノイド系農薬』と『グリホサート』は販売禁止処置が取られています。

さらに、EUで昨年の9月に全面使用禁止になったネオニコチノイド系の防虫駆除剤『フィプロニル』が、日本では稲の苗、キャベツ、キュウリ、トウモロコシなどに相変わらず堂々と使われています。

厚生労働省と農林水産省は、国の財産である国民の健康を守ることをもっともっと優先すべきではないでしょうか。

4章 病気に克つ食事術を実践するコツ

(一)料理する心得15箇条

ここで、酵素玄米魚菜食をもっとも効果的に実践するためのコツを15箇条にして整理しておきます。

①基本は三食の主食を酵素玄米にする。体調に合わせて1日2食にしても良い。量は腹八分。

②朝食20分前に「野菜果物ジュース」を飲んでもよい。

③地産地消（地元近辺で採れた旬の食材）のマ（豆）・ゴ（胡麻）・ワ（若芽）・ヤ（野菜）・サ（魚）・シ（椎茸）、イ（芋）＋果物を食べる。

④食物全体を食べる。大根、人参、ゴボウなどは皮ごと調理し、野菜を切ったあと水に浸けない。ジャガイモ、里芋、山芋などの皮はチップスに利用。大根、人参の葉も利用する。

⑤浄血、造血作用のある食材を積極的に使う。

⑥五色（赤・黄・緑・白・黒）のバランスを考えて食材を組み合わせ、見た目も美味しく調理する。

浄血・造血の食材

根菜類	大根、人参、ゴボウ、レンコン、サツマイモなど
葉物野菜	白菜、キャベツ、ネギ、ホウレン草、小松菜など
大豆製品	味噌、醤油、大揚げ豆腐、豆腐、豆乳、納豆など
海藻類	昆布、ワカメ、ヒジキ、モズクなど
魚介類	イワシ、サンマ、鰹、赤貝、牡蠣など
乾物	大豆、黒豆、小豆、椎茸など
果物	オレンジ、イチゴ、ミカンなど

病気を発生させる食物(量子波測定値：2〜4)

①甘い食物、飲み物
(白糖、精白小麦、乳製品)

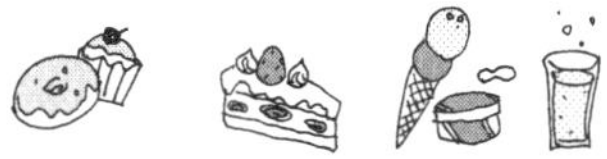

②パン、白米、めん類(精白した小麦、米)
ぬか胚芽のないもの

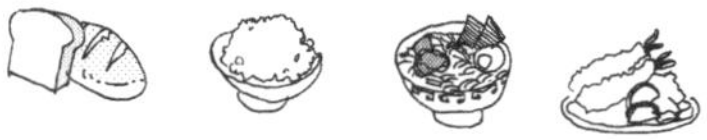

③インスタント、加工食品
(小麦粉、添加物、着色料、化学調味料)

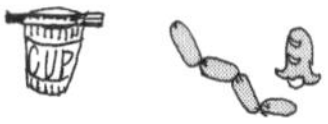

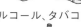

④肉類、卵、牛乳

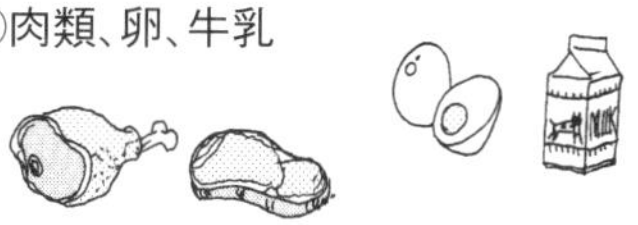

⑤ハマチ、マグロなどの大きい魚

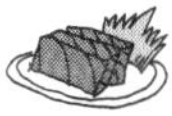

⑥化学調味料

⑦アルコール、タバコ

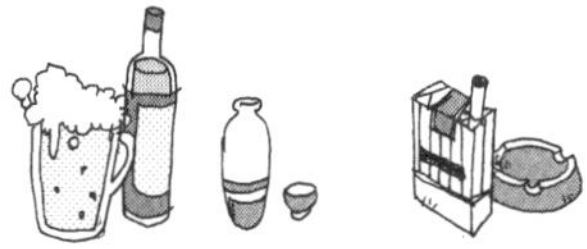

⑦食品添加物は摂らないようにする。防腐剤、着色料、保存料、化学調味料（アミノ酸、グルタミン酸）、脱脂加工大豆の醬油は使わない。
⑧牛乳、乳製品、卵、動物性タンパク質は極力使わない。
⑨調味料は天然モノ。味噌、醬油、酢は無添加・本醸造１００％を使用。精製された砂糖（上白糖、グラニュー糖、三温糖）は使わない。使うなら、てんさい糖、キビ砂糖、黒砂糖など。基本は砂糖を使わない味付けにする。塩は天然塩・天日塩を使用。
⑩発酵食品を多く摂る。漬物は手作りの一夜漬け、塩麴漬け、糠漬け、味噌漬けなど（塩は天然塩）。
⑪油は亜麻仁油、オリーブ油、一番絞りのごま油を使う。
⑫砂糖、みりん、酒もできるだけ使わない工夫をする（素材の旨みを生かし、醬油か塩で調味する）。
⑬電子レンジは栄養素を破壊するので使わない（電気オーブン、蒸し器は可）。
⑭食事をする前には食物を作った人々や料理を作ってくれた人に感謝をしていただく。
⑮食養生でガンや生活習慣病が改善しても、必ずそのまま続ける。

(二)「作り置き常備菜」のすすめ

●すぐ出来る常備菜

時間があるときに2、3種類を作っておけば、2～3日は冷蔵庫で日持ちします。これを基本食と組み合わせれば完全栄養食になります。難しく考えることはありません。

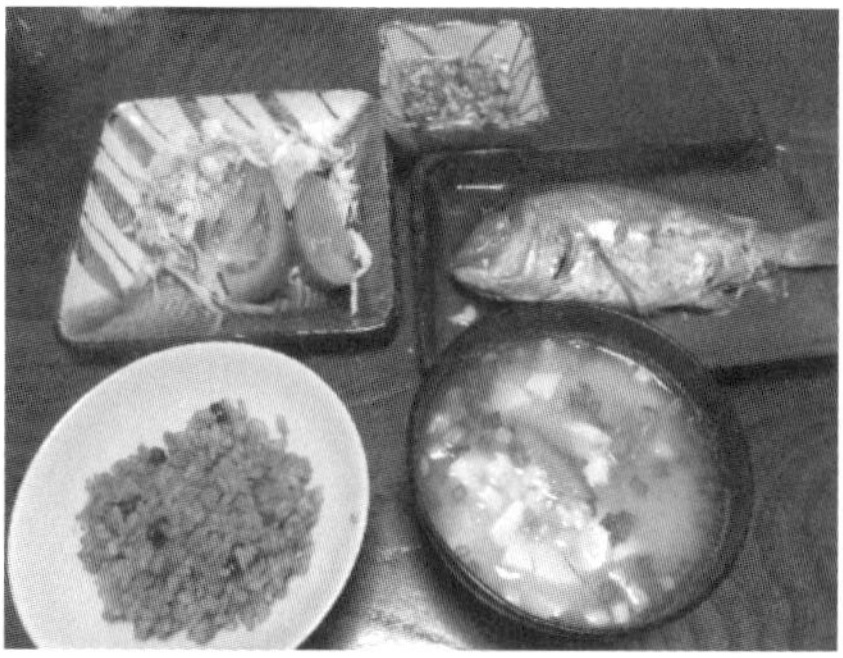

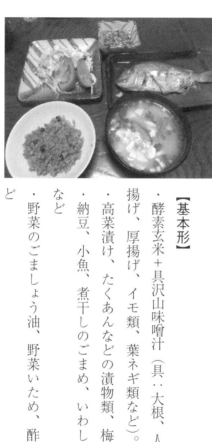

【基本形】

・酵素玄米＋具沢山味噌汁（具：大根、人参、ワカメ、豆腐、油揚げ、厚揚げ、イモ類、葉ネギ類など）。
・高菜漬け、たくあんなどの漬物類、梅干
・納豆、小魚、煮干しのごまめ、いわしの焼き物、青魚の煮物など
・野菜のごましょう油、野菜いため、酢の物、ひじきの煮物など

【常備調味料】

天然塩（天日塩）、岩塩、砂糖類（てんさい糖、きび砂糖、黒砂糖）、オリゴ糖、ラカンカ果糖

味噌（無添加のもの）、醤油（醸造のもの）、豆板醤、米酢、黒酢、リンゴ酢、アマニ油、オリーブ油、ゴマ油、グレープシードオイル、ココナッツオイル

【作り置き万能調味料】

昆布といりこの水だし、花かつおと乾燥しいたけ汁、塩麹、ニンニク・ニラ胡麻味噌

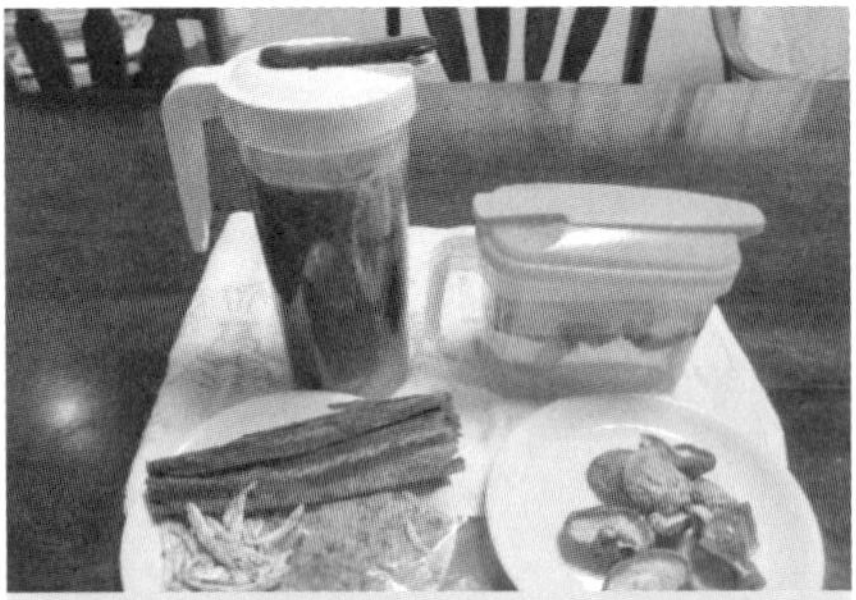

①昆布、イリコ、花かつお、椎茸を水ボトルに入れて冷蔵庫で保存するだけ（1週間は持つ）
②味噌汁や煮物の麺つゆを出汁として使う
③出汁を取る時間がないときは、味噌汁に、花かつおを揉みほぐし食べる前に入れる

【乾燥果物・ナッツ類】

プルーン、干しぶどう、ナッツ類（ピーナッツ、カシューナッツ、アーモンドなど）

【漬物（1年保存用）】

高菜漬け（糠と塩）、たくあん漬け（糠と塩）、味噌漬け（瓜、ショウガ、大根、人参、昆布）

【一夜漬け】

白菜、小松菜、大根、人参、キュウリのキムチ、キュウリ・ナスの辛子醤油漬け、塩揉み野菜の塩麹和

え
・糠床漬物（野菜、根菜など）
・酢漬けの野菜（キャベツ、玉ネギ、カブ、大根などの酢漬け、ショウガなど）

カラーページ
P27
も参照

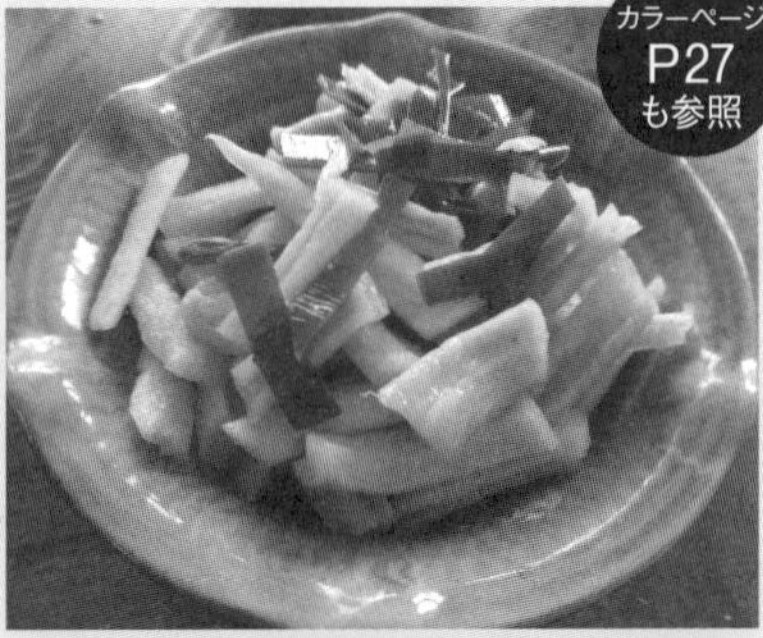
寒乾大根、昆布の醤油漬け

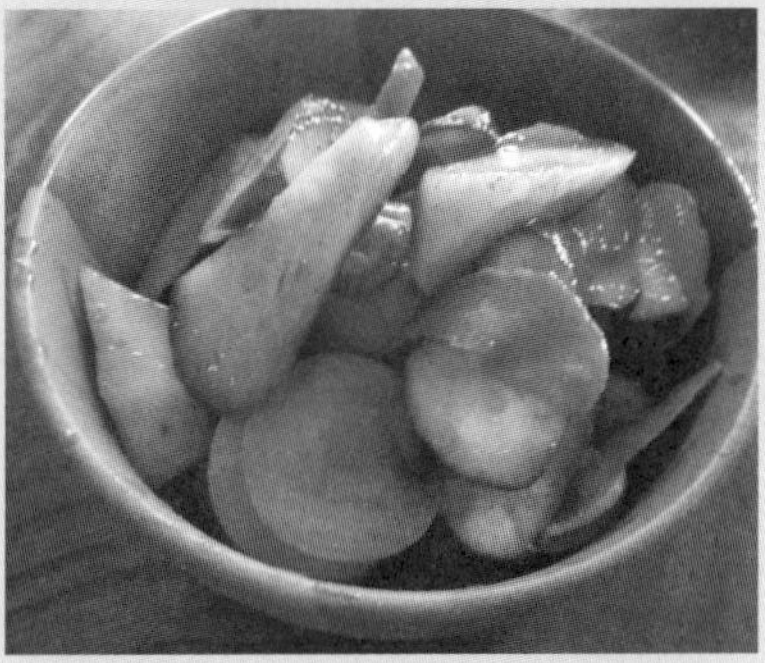
キュウリと人参のキムチ和え

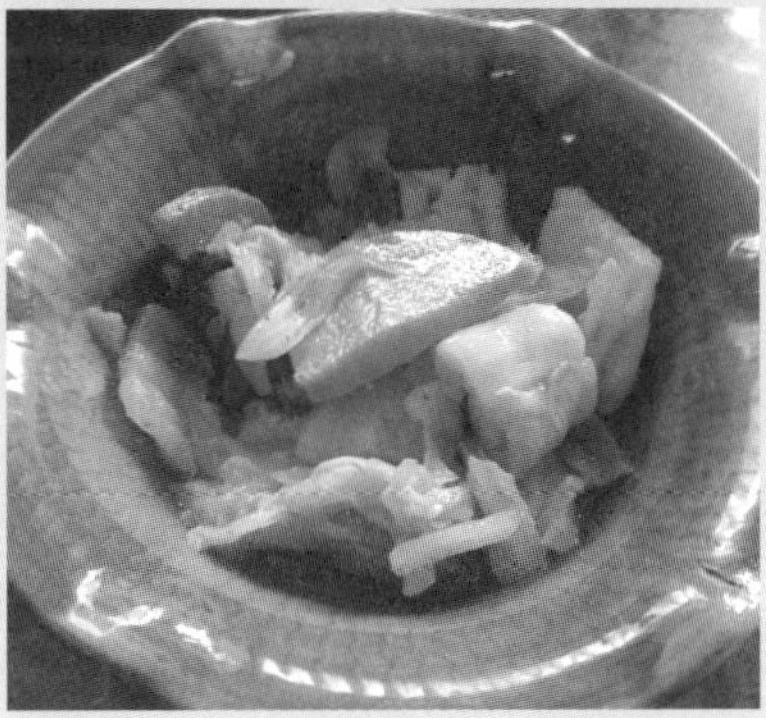
大根・白菜・人参のキムチ和え

●私がいつもストックしている乾物類

①乾物類

・雑穀パック、キヌア、もちあわ　・玄米パスタ（マカロニ、スパゲティ、ラーメン）　・こうや豆腐（生の豆腐がないとき）　・畑の肉である大豆製品（ひき肉や豚肉、牛肉風の物、鳥の唐揚げ風まである）　・干し椎茸　・花かつお（パック製品）　・ひじき　・ワカメの塩物乾燥類　・寒天　・イリコ（小・中・大）　・だし用昆布　・煮しめ用野菜昆布　・刻み昆布　・とろろ昆布　・切り干し大根、練り干し大根、カンピョウ　・米麹、甘酒（味噌作り用）、塩麹　・大豆由来麹菌

②粉類

小麦、地粉（農家産直のもの）、小麦の全粒粉（農家産直のもの）、くず粉、上新粉、かたくり粉

③豆類

大豆（白・黒）、大豆の水煮パック、小豆、金時豆、白豆、ひよこ豆、にしめ豆、乾燥さらしあん（お菓子、だんご手作り用）

④お茶類

黒豆麦茶、麦茶、どくだみ茶、ゴボウ茶、薬草ブレンド茶

●簡単な作り置き惣菜

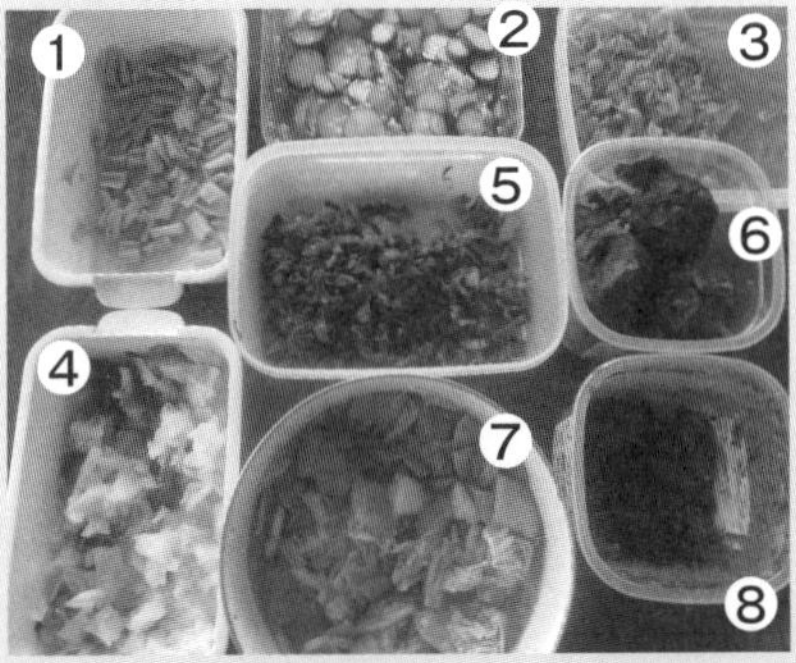

①人参、竹の子のごま油炒め
②キュウリの塩麹和え
③人参と切り干し大根の煮物（醤油味）
④ワカメとキャベツ蒸しの酢の物
⑤高菜炒め
⑥手作り発酵ニンニク
⑦大根、人参、白菜キムチ
⑧黒胡麻・ニンニク味噌

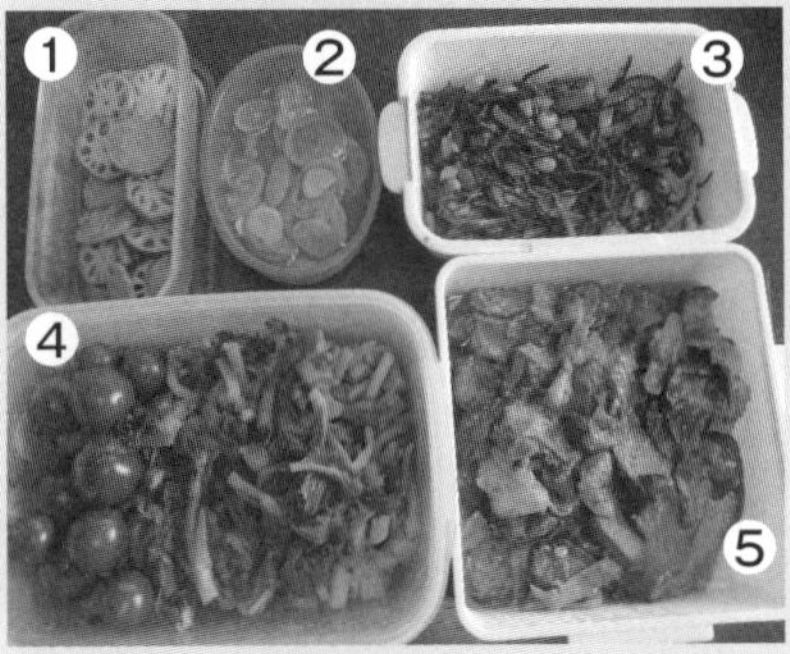

①レンコン人参の胡麻油炒め（醤油味）
②二十日大根の酢漬け
③ヒジキの煮物醤油味（人参、揚げ、大豆入り）
④ミニトマト、菜の花の塩ゆで
⑤茄子、ピーマン（黄、緑）の味噌炒め、胡麻油・ココナッツオイル炒め

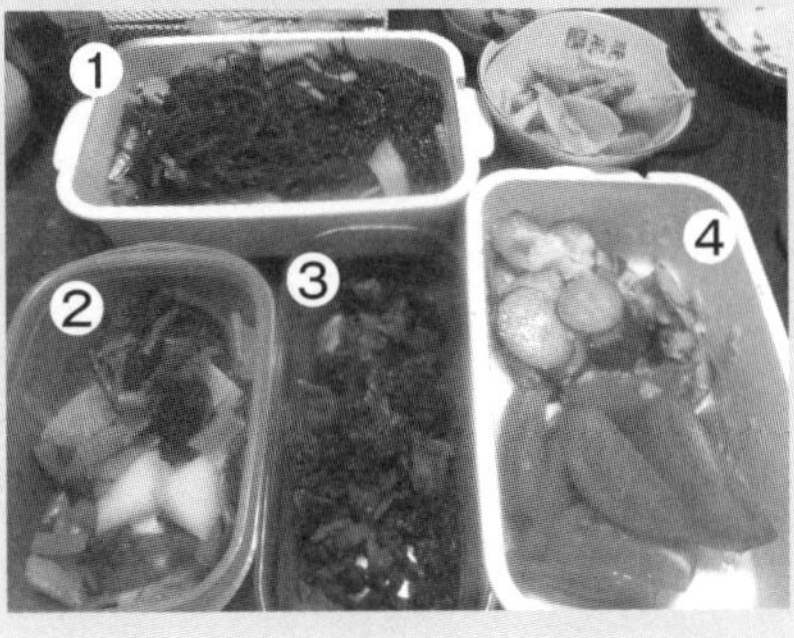

①モズクと生姜の酢の物
②カブ大根と葉の塩揉み
③高菜漬け
④キュウリ塩麹和えトマト

カラーページ
P28
も参照

(三)ガンにおすすめのレシピの心得

ガン対策におすすめのレシピですが、糖尿病や高血圧、心臓病、腎臓病などの生活習慣病全般から精神疾患、認知症にまでおすすめです。使う素材は、米国立がんセンター(NCI)が公表しているデザイナーフーズ計画で選別されたニンニク、キャベツ、大豆、生姜、人参、セロリ、玉葱、柑橘類、トマト、茄子などです。

朝:酵素玄米+具沢山味噌汁+作り置き常備菜(和え物・煮物・梅干・漬物)+納豆

昼:酵素玄米+スープ(すまし汁・醤油汁・味噌汁)、ポタージュ、野菜スープ、または酵素入り豆乳や生ジュースなど+作り置き常備菜

夜:酵素玄米+具沢山味噌汁+作り置き常備菜(和え物・煮物・梅干・漬物)+魚(刺身、焼き魚、煮魚)+納豆など

1日味噌汁を2から3回食べてもOKです。

●酵素玄米食を上手に取り入れるコツ

・酵素玄米食は、小豆や黒豆、天然塩を入れて炊き、食べるときに天然の塩と胡麻をかけ

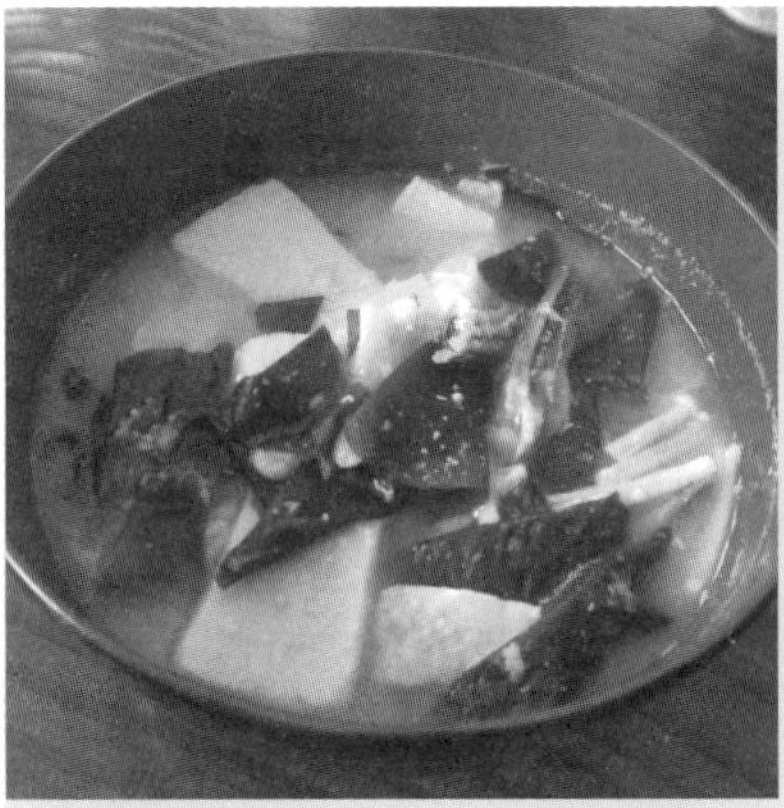

コウヤ豆腐・ワカメ・エノキダケ・イリコ出汁の味噌汁

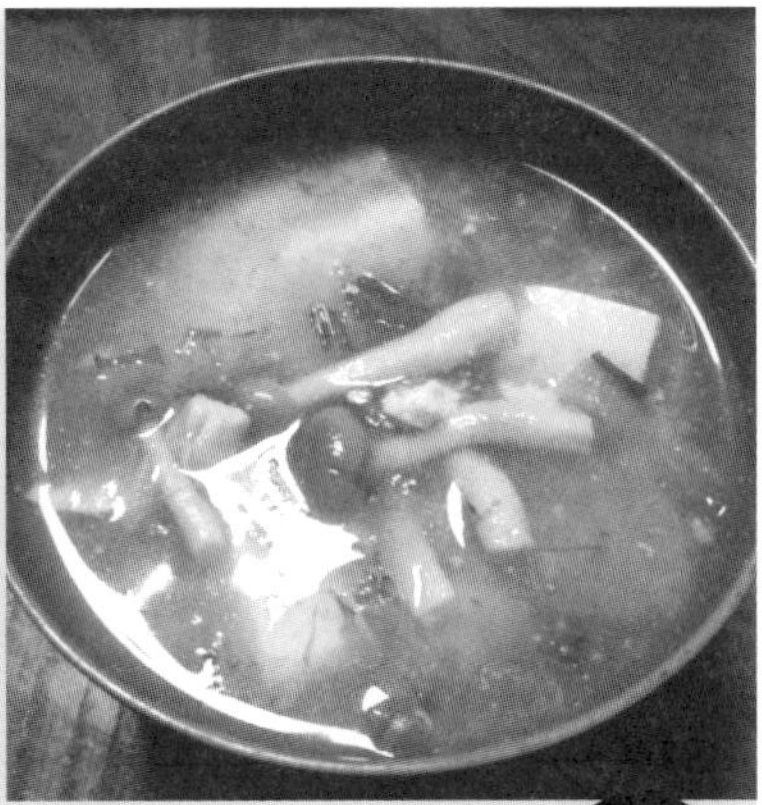

シメジ・人参・玉葱・豆腐・ほうれん草の味噌汁

カラーページ P26 も参照

ると栄養価がアップします。**忙しいときは、三菜は「具沢山味噌汁＋納豆」だけで食べてもOK。**これは完全栄養食になります。おかずはチョッピリでも良いのです。難しく考えずに簡単にヘルシーを目指しましょう。

・酵素玄米食が初めてでも、試食した方は**「玄米ご飯がこんなに美味しく食べられるなんて！これだったら食べられる」**と言います。安心して試してみてください。

・すぐに実感できるのは排便がスムーズになることです。とくに**便秘気味の方は3日目までに大量に排便があり、驚かれることでしょう。**はじめは黒っぽかった便が黄色の便に変わります。野菜ジュースを飲むと、さらに黄色のフワフワ便になります。

・酵素玄米食とぜひ一緒に食べてほしいのが具沢

山の味噌汁です。簡単に作れます（一汁三菜が基本ですが、具沢山味噌汁なら一汁一菜でも十分な栄養を摂れます）。朝と夕の味噌汁の具材（大根、人参、玉葱など）は朝か夕に2倍作り、半分をタッパーに入れて冷蔵庫で保管しておきます。こうすると手間がはぶけます。野菜なら何でも味噌汁の具に使えます。自分らしくお好みに合わせて作りましょう。

【朝の味噌汁】ベース具材＋ワカメ、豆腐、揚げ、里イモ、葱などから1、2品

【夕の味噌汁】ベース具材＋じゃが芋、かぼちゃ、小松菜、ほうれん草、ニラなどから1、2品。ブロッコリーやゴボウ、オクラなどもOK。

さらに、エビ、カニ、魚などを使えば鍋風の味噌汁になります。

コラム 「ガンを治すのは食事」

森下敬一博士が著書『ガンは食事で治す』（ベスト新書）の中で、ガンと食事について次のように述べておられます。

ガン腫は「血液の汚れ」によって発生する異状化した体組織です。私たちの体には「食物が腸で赤血球になり、体の各器官・組織に運ばれ、そこで体組織に変わる」という基本的な仕組みがあります。その流れのなかで、腸から吸収された毒素や、性状が

おかしくなった赤血球、つまり「汚れた血液」が体内を巡るようになると、その人のもっとも弱った組織がしだいにガン腫化するのです。

こう考えると、ガンのスタートは食物にあることがわかります。つまり、**血液を汚さないような食物を摂って、造血器官である腸の中をいつも健康な状態に保っていれば、ガンになることは防げる**わけです。

もちろん、人間の体の中では常に新陳代謝が行なわれているので、ガン腫ができた場合でも、血液の中から毒素を排除し、キレイにしていれば（浄血）、ガン腫は自然に消えてゆきます。

「ガンを治すポイントは、食事にあり」

これが私の50年の結論です。

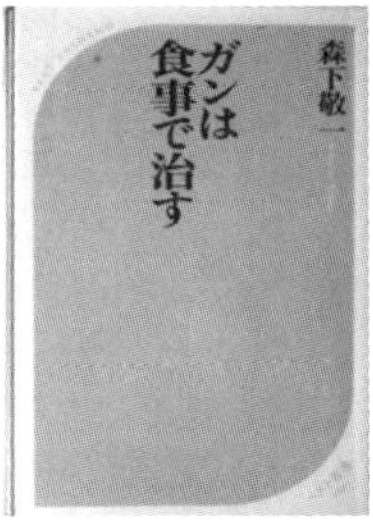

㈣楽しく食べる工夫

食事の基本は、食材の味をかみしめながら、楽しく食べるのがコツです。固く考えることはありません。以下は、私たちが熊本の震災時に作ったレシピです。

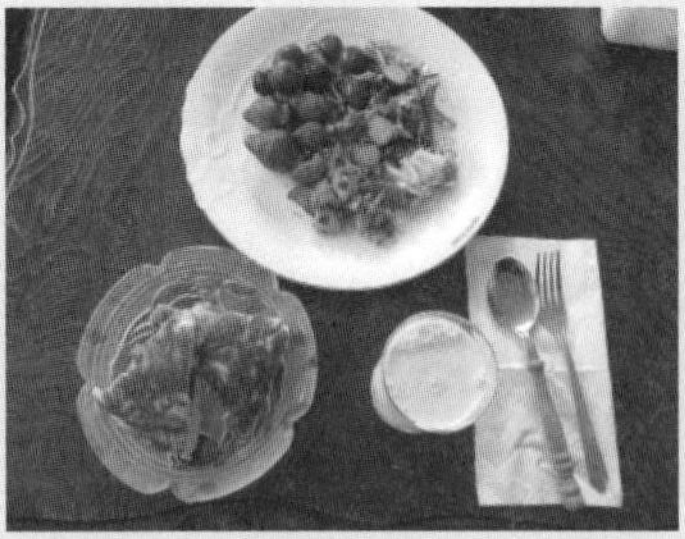

①ホームケーキミックスで作ったパンケーキ（バナナ、干しブドウ、オカラ、プルーン、生体ミネラル10cc、オリーブ油、全粒粉入り）
②作り置き（白菜、キムチ、人参）
③キンピラ
④豆乳（生体ミネラル溶液、酵素蜜、酵素糠入り）　（所要時間10分）

※ホームケーキミックスは砂糖やショートニング、イースト菌入りは使わないで、水あめ、ベーキングバター入り、オリーブ油か、ココナッツオイルを使用

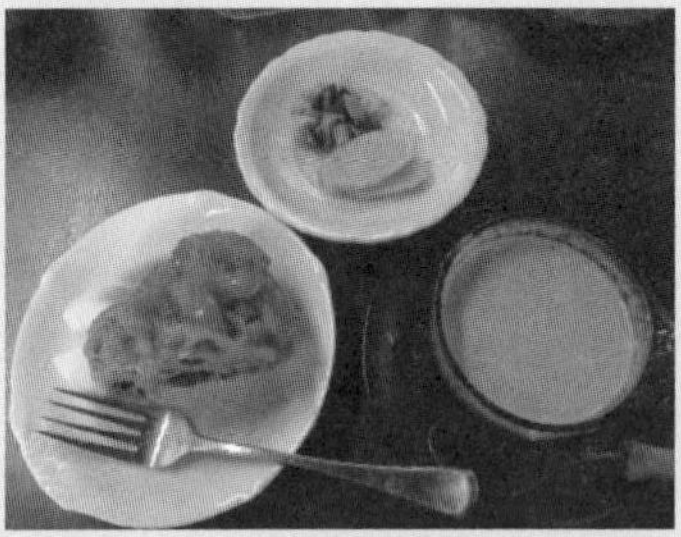

①炊飯ジャーで作る手作りパンケーキ（スチームケーキ、手作りゆずジャムをトッピング）
②豆乳（酵素糠入り、生体ミネラル10cc）
③菜の花塩茹で
④タクアン、高菜漬け
（所要時間10分）

※スチームパンケーキは、ボールに干しブドウ、バナナ1本、全粒粉、小麦粉、オカラ、豆乳、大豆粉、ベーキングパウダー、ココナッツオイルを入れ、3合、5合炊き炊飯ジャーに入れ、スイッチＯＮするだけ

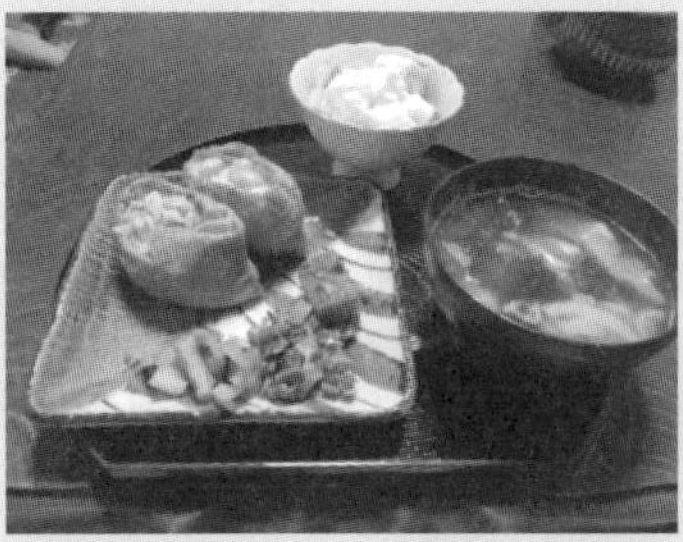

①玄米いなり寿司（玄米酢、混ぜご飯・生体ミネラル10cc・酵素蜜入り、作り置きの竹の子、人参）
②醤油汁（若芽、キャベツ）
③バナナヨーグルト和え
④コンニャク入り煮、高菜炒め、かんぼし大根の醤油酢漬け
（所要時間30分）

※市販の揚げを使い、生体ミネラル溶液、酵素蜜で炊く。竹の子、人参、花かつお、醤油味（作り置き）を玄米に混ぜる。他の食品も作り置きなので、短時間でできる。

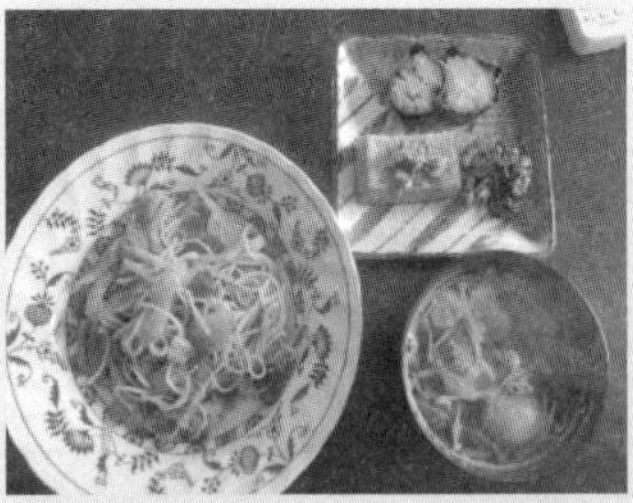

①スパゲティ・酵素糠・生体ミネラル入り（玉葱、人参、赤パプリカ、ピーマン、黄パプリカ、塩、胡椒、オリーブ油）
②醤油汁（エノキ、長ネギ、ふ、春菊、花かつお昆布醤油出汁）
③薩摩芋の焼き芋
④厚揚げ生姜すりのせ
⑤胡桃、イリコの佃煮　（所要時間30分）

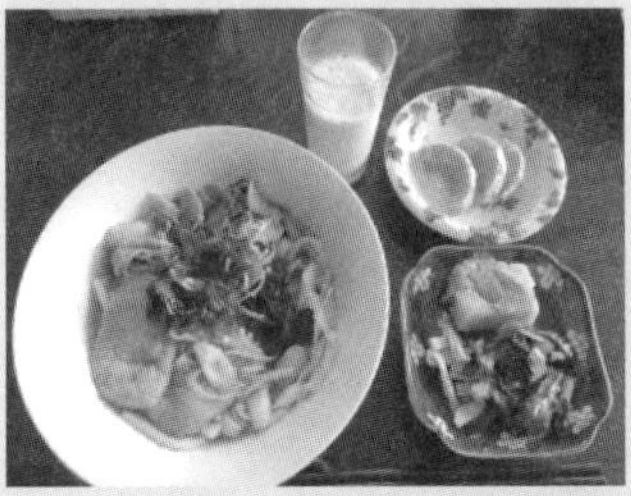

①汁うどん・酵素糠、生体ミネラル10cc、イリコ出汁、花かつお（揚げ、若芽、玉葱、人参、エノキ茸、椎茸）
②胡麻豆腐、酢味噌、ねり干し大根、若芽酢漬け、小松菜のキムチ
③豆乳酵素蜜入り
④蜜柑3切れ　（所要時間30分）

※イリコ花かつお、水出汁と作り置き常備菜を利用する

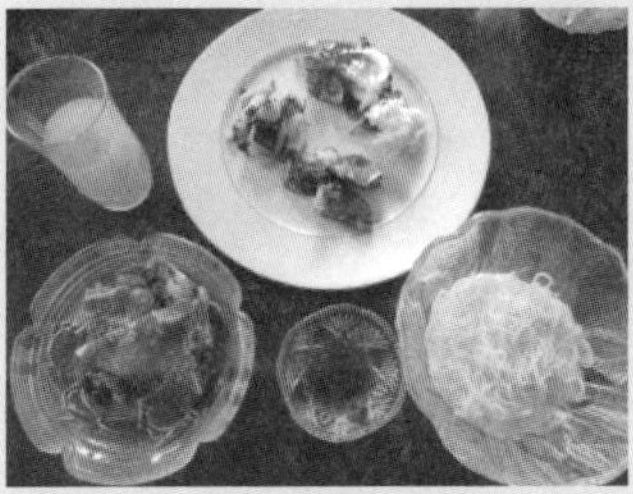

①フライパンケーキ（干しブドウ、プルーン、バナナ、生体ミネラル10cc、全粒粉、オリーブ油
②そうめん（胡麻ダレ、生体ミネラル、濃口醤油、胡麻油）
③餃子（キャベツ、ニラの胡麻合え、玉葱、大根葉の鉄板焼き／春菊、甘酢かけ、小松菜、揚げの煮浸し

※フライパンケーキは10分で完成。玉葱、大根葉に天ぷら粉をまぶしたのをプレートで焼きながら、他の準備をする

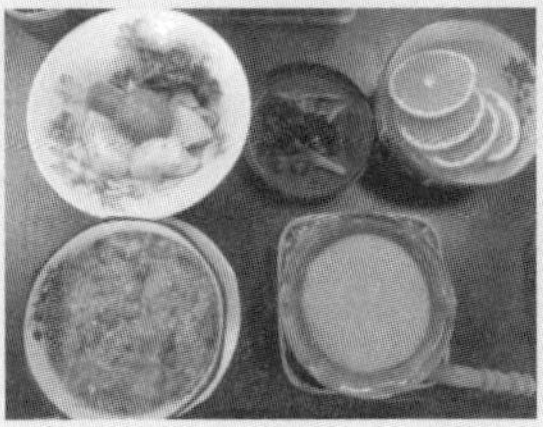

①玄米粥（葱、玉葱、人参、花かつお塩醤油少々）
②レンコン丸ごとスープ豆乳（花かつお昆布、薄口醤油出汁入り）
③パイナップル、人参、リンゴ、二十日大根と葉のサラダ（塩と亜麻仁油ドレッシング）
④菜の花の塩茹で黒ごま醤油
⑤ネーブル

エピローグ　〝まったなし〟の医療行政は酵素玄米魚菜食で解決できる

◎〝検査漬け〟〝薬漬け〟医療では何ともならない！

世界でも長寿国として知られ、久しい日本です。しかし、その実態を調べると、ガン死は増加の一途を辿り、糖尿病では予備群を入れ、２０００万人を超えました。

高血圧に至っては高齢者の２人に１人が降圧剤を飲んでいるとされ、その数は４０００万人ともいわれます。

財政が逼迫する中で日本の医療費は年間45兆円ほどで、ほぼ税収と肩を並べてしまいました。このままでは財政は破綻してしまいますので、医療費の削減が緊急の課題となっています。

原因は巷間指摘されるように、〝検査漬け〟〝薬漬け〟医療に偏ってしまったことでしょう。また、国民は、慢性病が生活習慣病とも改称されたように欧米食に傾いてしまい、運動不足が追いうちをかけています。

ガン死は年間37万人を超え、米国では２０００年代から減少しているのに対し、毎年１

万人ずつ上昇の一途です。ガンも、また悪癖の生活習慣が生んだ病なのです。2人に1人がガンにかかってしまうという今日ですが、これはまったく異常なことです。

◎3カ月から半年、実践すれば腸内細菌叢が改善、5キロから7、8キロ減量できる

結果には原因が必ずあります。ですからこの原因を正せば、病を予防でき、病に罹っても改善することが可能です。

私は看護師でもあり、長年療術院を開業、ガン患者さんや糖尿病や高血圧、心臓病、リウマチ、膠原病、アトピー性皮膚炎、最近多い線維筋痛症をはじめ、足腰の痛み、椎間板ヘルニア、全身痛など、現代医学では治せない症状を改善に導いてきました。

そのベースとなるのが、本書で述べた**『酵素玄米魚菜食』**です。**それを補完するのが『宝石岩盤セラピー』**や**『生体ミネラル溶液』**、**『万能酵母液』**などです。

この酵素玄米は、これまでの玄米菜食とはまったく違います。玄米に小豆や黒豆を入れ、天日塩を少量添加し、3日間寝かせることで玄米では摂れなかった栄養素が増大するのです。したがって、腸内細菌叢が改善するだけでなく、解毒排泄効果も働き、ほとんどの方が短期間に大量の排便を催し、お腹がすっきりしてきます。

もちろん、若返りが可能な上、ぽっこりお腹が改善され、2、3カ月から半年続けることで、ほとんどの方のウエストがサイズダウンし、適正体重に戻ります。

美味しくなかったら、長続きしませんが、この酵素玄米は〝もちもち感〟があり、高齢者や子どもでも喜んで食べてくれます。

◎日本は遺伝子組み換え食品を世界で一番輸入する

日本には幸いなことに、四季折々の野菜や果物、山菜、野草、魚介類など、山の幸、海の幸がたくさんあります。

季節毎に採れる旬の食材は、栄養豊富で健康に導くパワーやエネルギーが潜んでいます。**酵素玄米とともにこうした旬の野菜や果物を摂ることで、自然治癒力が蘇り、病から回復、または慢性病を予防する**ことができます。

こうした旬の野菜や野草には、解毒力もあり、酵素玄米魚菜食に併用することで、体内に蓄積した農薬や食品添加物などの化学物質を解毒、排泄することができるのです。

今日、食環境はもっとも劣悪となっており、農薬の食品残留基準がEUの300から500倍緩いのです。その上、F1種及び遺伝子組み換え食品の輸入量が世界で日本が一番で、発ガンを促す要因になってきました。

米国では、子どもの異変に気がついた母親たちが決起し、『NON－GMO食品』運動を展開し、この遺伝子組み換え食品を国内から追放に成功したのです。

これを仕掛けるバイオ企業は、日本及びアジアのマーケットを占有することを目論んでおり、政府に圧力をかけていることが明るみになっています。

◎全国に広がれば医療費10兆円、20兆円も減らせる可能性がある

本書では、健康を害す悪要因を列記するとともに、農産物に含まれる農薬などの化学物質を吸着、排泄できる酵素玄米魚菜食のレシピをご紹介しました。さらに慢性病や全身病を癒せる代替療法もあわせて紹介しました。

酵素玄米魚菜食を皆さまが実践することで、確実に費用も安価に病から回復することができるのです。

そして、この食養生が日本全国に広がれば、医療費を軽減することが可能です。場合によっては、10兆円以上も削減できるかもしれません。

しかし、この**食養生が広がり、病が改善、予防することが現実化すると、薬と医療機関での売り上げが減少する**ことが起こります。

とは言え、ずっと薬漬け医療が続いて良いものでしょうか。このままでは医療費が高騰、この国の財政は破綻してしまいます。もう〝まったなし〟です。

このため、厚労省では薬価基準の見直しや、年金支給開始を70歳以上に引き上げる選択肢が決議されました。

もう、自分の老後は自分で守らないといけない時代がやってきたのです。自分の健康を守るには、どうしたら良いかを実践しなくてはなりません。

私は看護師で、療術師ですが、この食養の啓蒙活動を全国に展開し、これから母親になる女性や、日本の未来を担う子どもたちのためにも、決起する覚悟を決めました。

健康を損なう欧米食から酵素玄米魚菜食に切り替え、欧米諸国で成功したように遺伝子組み換え食品は、日本から追放しなければなりません。

私1人の力では限界があります。どうぞ、全国のお母様方、消費者運動されている方々、そして、医療関係者の皆様方、私に力をお貸しください。

本書を執筆するにあたってジャーナリストの上部一馬氏に指導、構成して戴いた他、「自然医食」を推進する森下敬一先生など、多くの文献なども引用させて戴きました。

また、コスモ21の山崎優編集長様、本書刊行を快諾してくださり、ありがとうございました。この場を借りて御礼申し上げます。

２０１７年11月

高浜はま子

《参考文献》

『ガン治療に夜明けを告げる』（上部一馬／花伝社）
『抗ガン剤で殺される』（船瀬俊介／花伝社）
『やっぱり、やっぱりガンは治る！』（安保徹・阿部博幸共著／コスモ21）
『がん死ゼロの革命』（上部一馬／ヒカルランド）
『難病を癒すミネラル療法』（上部一馬／中央アート出版社）
『希望の免疫学』（安保徹／花伝社）
『真実のガン治しの秘策』（鶴見隆史／中央アート出版社）
『「モンスター食品」が世界を食いつくす！』（船瀬俊介／イーストプレス）
『がん放置療法のすすめ』（近藤誠／文春新書）
『温熱・多角的免疫強化療法』（吉水信裕／中央アート出版社）
『加温生活』（伊藤要子／マガジンハウス）
『知らないと大変！　善玉カルシウム悪玉カルシウム』（川村昇山／コスモ21）
『糖尿病と合併症は自宅養生で癒える』（上部一馬／コスモ21）
『ファスティング＆デトックス＋温熱免疫強化療法』（吉水信就／健康情報新聞）
『ガンは食事で治す』（森下敬一／ベスト新書）
『万能酵母液のつくり方』（堂園仁／ビオ・マガジン）
『しのびよる母体汚染（上）―メチル水銀―胎児への影響、母親の10倍、食べ物通して摂取』
『しのびよる母体汚染（中）―ダイオキシン類―胎盤と母乳通して子どもへ、アトピーにも影響か』
『しのびよる母体汚染（下）―食物連鎖―影響はまず乳・胎児に、環境汚染を抑えるバランスある科学技術が一段と求められる』（長山淳哉・九州大学医療技術短期大学部助教授連載／西本新聞1997年12月３日、４日、５日号）
『浄血すればガンは治る！』（森下敬一／白亜書房）
グリーンピース・ジャパン「遺伝子組み換え食品」
にほんブログ村「みんなが知るべき情報」
BoB tube「遺伝子組み換え食品を売る企業とその代表的な商品まとめ」
東京厚生病院Ｗｅｂ
「福島第一原発の地下水と関東の人体汚染」取材・文／神原将Facebook

取材協力
㈱ジェイ　イー　エス http://www.j-smc.co.jp/
ラポール・ワン㈱　http://www.r-one2188.net
あまてらす㈱　http://www. amateras.jp/

薬に頼らず病気に克つ最強の食事術

2018年2月6日　第1刷発行
2019年1月16日　第4刷発行

著　者——高浜はま子

発行人——山崎　優

発行所——コスモ21
〒171-0021　東京都豊島区西池袋2-39-6-8F
☎03(3988)3911
FAX03(3988)7062
URL http://www.cos21.com/

印刷・製本——中央精版印刷株式会社

落丁本・乱丁本は本社でお取替えいたします

定価はカバーに表示してあります。

ISBN978-4-87795-364-5 C0030